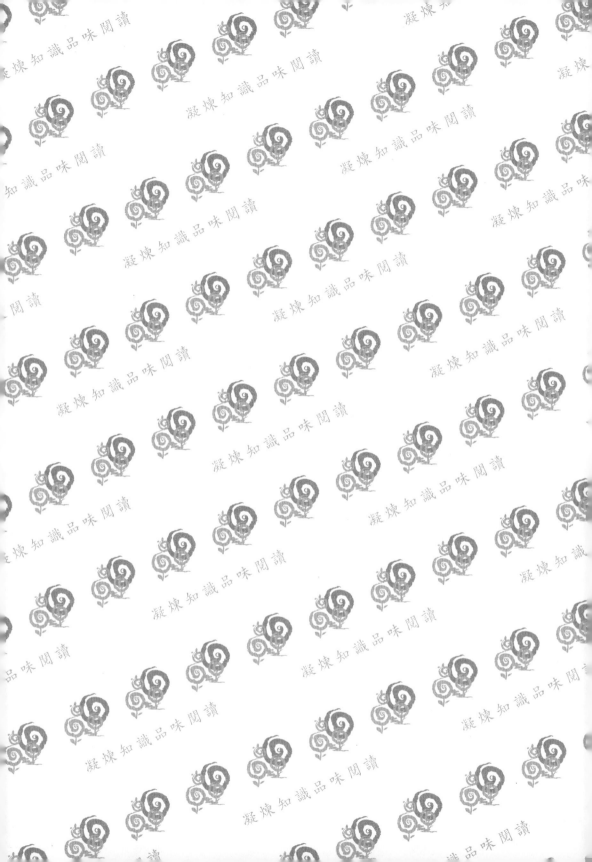

圖解系列

圖解

五南圖書出版公司 印行

醫務統計分析

陳耀茂 ／ 著

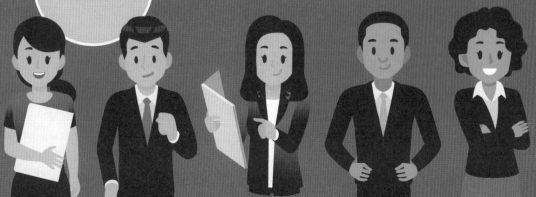

閱讀文字

理解內容

觀看圖表

圖解讓
醫務統計分析
更簡單

序言

　　醫務管理涵蓋範圍廣泛，舉凡跟醫院相關的事物都需要學習，如果學習醫務管理課程，可以得到不少醫療產業的相關專業知識，同時也能培養發現問題以及解決問題的能力。「醫務管理學類」強調在醫療照護的程序、儀器設備配置、醫療人力相關的管理知識，以及醫療資料系統與分析、醫療法規與支付制度、醫藥與生物統計等方法，來協助醫療、醫藥、長照機構，能夠以機構的人力、物力條件，提供醫療人員身心健康與工作安全的作業條件，更能為患者提供長期穩定的醫療照護品質。

　　培育學生擁有跨領域的知能，並能在管理、人力、財務、資訊的運用上都能有所專精，以宏觀且具有前瞻性的角度來檢視現今的醫療體系，並能夠藉由對管理知能的專業，達到改善與精進醫護服務現況的能力。

　　一般來說，醫資組多是研究醫療資訊系統或網頁的設計，而醫管組則必須熟悉使用 SAS 與 SPSS 這兩種統計分析軟體。除醫療、資訊、管理之必修課程外，應進一步選修資訊相關之課程，並視個人興趣與需要選修多元化之醫療相關課程，以強化醫療資訊應用專業訓練。

　　統計方法經常要面對數值計算，令人視為畏途，然而今日科技如此進步，已開發出各種統計軟體，學生在學習統計方法時應不至於感到霧煞煞了。

　　在學習統計方法處理問題時，首先讓人感到困擾的是：

　　「此數據要選用何種的統計處理方法才好呢？」

　　「要如何輸入數據，有無明確的輸入步驟呢？」

　　「輸入後，在進行統計處理時，有無明確的分析步驟呢？」

　　然而此種煩惱是多餘的，任何人只要參照本書提供的說明和步驟，即可非常簡單的達成目的。

　　最後讓人感到困擾的是：

　　「分析結果要如何解讀才好呢？」

　　此煩惱只要看本書的解說，即可將心中的「霧煞煞」一掃而光。

　　本書的特徵有以下四項：

1. 只要看數據類型，即可選用適切的統計處理方法。

2. 數據的輸入與其步驟，有跡可循。

3. 統計處理的方法與其步驟，清晰明確。

4. 輸出結果的解讀方法，簡明易懂。

總之，只要對照本書，利用滑鼠，任何人均可簡單進行統計分析的操作，問題即可迎刃而解。

學生只要將所學之統計方法，參照本書的操作和分析說明，就再也不會把統計視為畏途了。

期盼本書讓您在操作中得到使用的滿足感，並希望對您的分析與研究有所助益。

最後，書中如謬誤之處，尚請賢達不吝指正，不勝感謝。

陳耀茂

謹誌於台中

序章
統計處理須知

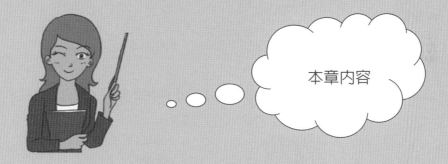

本章內容

0.1 實驗計畫法與統計分析

談到統計處理，腦海中就會浮現以電腦所計算而收集來的數據，例如：平均與變異數。

可是，數據並非自然匯集而來。經過各種準備及實驗或觀測之後好不容易才得到的。

因此，要在何種計畫之下進行實驗才好呢？此計畫的訂定方式即為重點所在。

從此種情況來看，建立統計學之基礎的費雪（R.A. Fisher ,1890-1962）想出了實驗的 3 原則。

■ **費雪的 3 原則**
(1) 重複（replication）
(2) 隨機（randomization）
(3) 局部控制（local control）

簡單的說，得到最好實驗數據的手法正是實驗計畫法，廣義的來說，

$$
\boxed{\begin{array}{c} 有關實驗的 \\ 計畫方法 \end{array}} \quad + \quad \boxed{\begin{array}{c} 基於實驗所得 \\ 數據的分析方法 \end{array}}
$$

稱為實驗計畫法。

當然其中有關數據誤差的對策也包含在內。

數據誤差的對策有隨機取樣、隨機配置、共變量（預後因子）的調整等等。

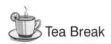 Tea Break

Before starting your research you should be clear about what hypothesis you are testing and decide on the appropriate statistical methods.
在開始你的研究之前，你應該清楚想要檢定的假設，並決定適當的統計方法。

■ 區間估計的架構
　對母體平均的區間估計，即為如下。

母體平均的區間估計架構

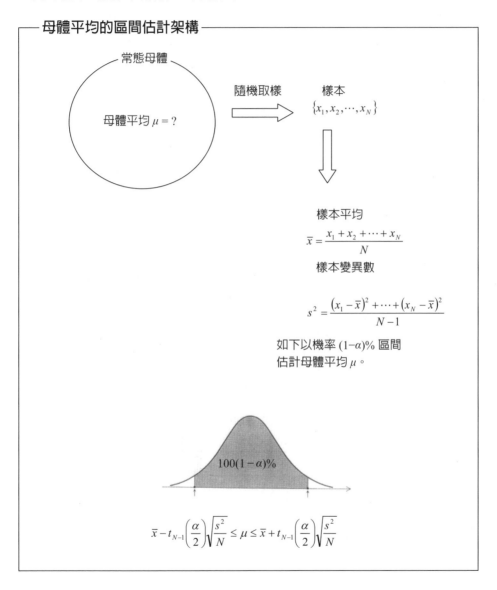

常態母體

母體平均 $\mu = ?$

隨機取樣

樣本
$\{x_1, x_2, \cdots, x_N\}$

樣本平均
$$\bar{x} = \frac{x_1 + x_2 + \cdots + x_N}{N}$$

樣本變異數

$$s^2 = \frac{(x_1 - \bar{x})^2 + \cdots + (x_N - \bar{x})^2}{N-1}$$

如下以機率 $(1-\alpha)\%$ 區間
估計母體平均 μ。

$100(1-\alpha)\%$

$$\bar{x} - t_{N-1}\left(\frac{\alpha}{2}\right)\sqrt{\frac{s^2}{N}} \leq \mu \leq \bar{x} + t_{N-1}\left(\frac{\alpha}{2}\right)\sqrt{\frac{s^2}{N}}$$

■ 母體比率的區間估計，即為如下。

母體比率的區間估計架構

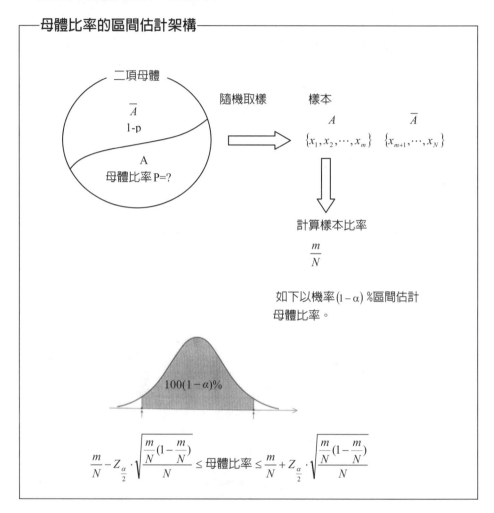

Note

0.2 檢定的3個步驟

假設檢定是指從數據的資訊去檢定有關母體的假設。檢定的架構如下：

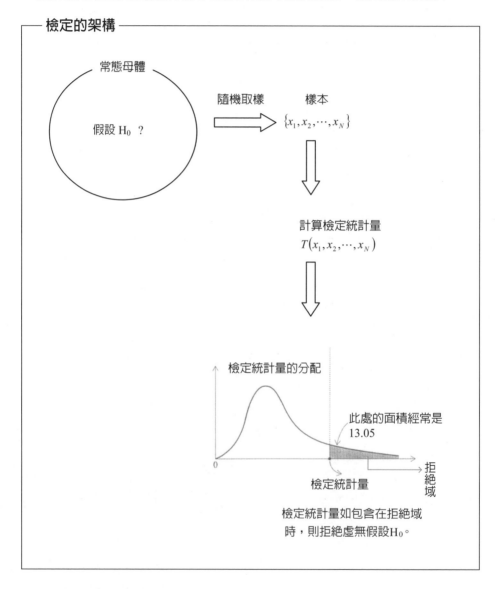

── 檢定的架構 ──

常態母體

假設 H_0 ？

隨機取樣

樣本
$\{x_1, x_2, \cdots, x_N\}$

計算檢定統計量
$T(x_1, x_2, \cdots, x_N)$

檢定統計量的分配

此處的面積經常是
13.05

拒絕域

檢定統計量

檢定統計量如包含在拒絕域
時，則拒絕虛無假設 H_0。

因此檢定的 3 步驟即為：
1. 建立虛無假設 H_0 及對立假設 H_1。

2. 計算檢定統計量。
3. 如包含在拒絕域時，即拒絕虛無假設 H_0。

　　當顯著機率 < 顯著水準（α）時，檢定統計量包含在拒絕域中，因此拒絕虛無假設 H_0。

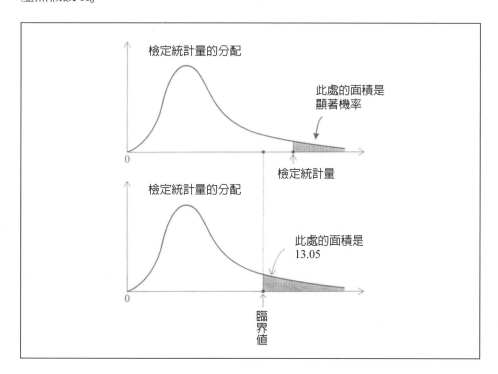

Note

第 1 章
多重比較

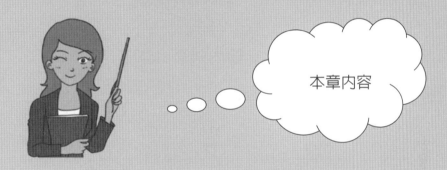

本章內容

1.1 多重比較簡介

所謂多重比較是在 3 個以上的組中進行差異的檢定。
譬如，3 組時，

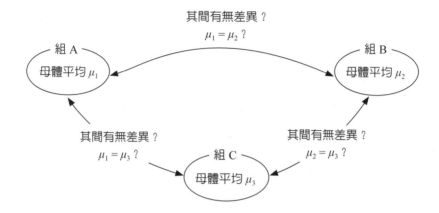

因此，進行多重比較，即可「發現有差異之組合」。

例 1　進行多重比較時：

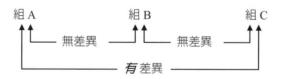

例 2　進行多重比較時：

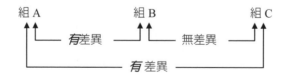

■ 多重比較與單因子變異數分析有何不同？
　單因子變異數分析是指 3 個以上之組中的差異檢定。

假設即為如下。

假設 H_0：

$$\boxed{\begin{array}{c}\text{組 A 的}\\\text{母體平均 }\mu_1\end{array}} = \boxed{\begin{array}{c}\text{組 B 的}\\\text{母體平均 }\mu_2\end{array}} = \boxed{\begin{array}{c}\text{組 C 的}\\\text{母體平均 }\mu_3\end{array}}$$

如拒絕此假設時，可知至少有一個組合其組間是有差異的。

可是，哪一組與哪一組之間有差異，單因子變異數分析並未具體告知有差異的部分。

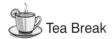 Tea Break

對於多重處理的研究數據相互比較，主要的分析工具是變異數分析（ANOVA）。若 ANOVA 顯示多組樣本之間有顯著差異，則必須採用事後比較檢定（Post hoc tests）用以測試控制組與對照組是否有顯著差異。這種統計技術稱為多重比較檢定（Multiple comparison analysis testing）。

■ 多重比較與 t 檢定有何不同？

試使用相同的資料，比較 t 檢定與利用 Tukey 法的多重比較之結果。

以下的數據是測量非洲爪蛙的細胞分裂的結果。

表 1.1.1

發生期	細胞分裂比率（%）
51 期	12.1 18.8 18.2
55 期	22.2 20.5 14.6
57 期	20.8 19.5 26.3
59 期	26.4 32.6 31.3
61 期	24.5 21.2 22.4

使用統計軟體 SPSS，進行下列分析：

$\left\{\begin{array}{l}\text{利用 t 檢定進行重複檢定}\\ \text{利用 Tukey 法的多重比較}\end{array}\right.$

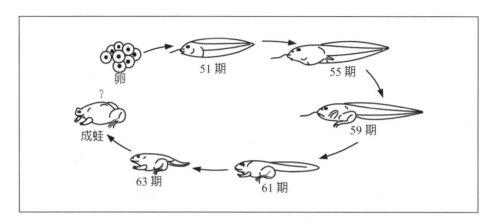

■ t 檢定

　t 檢定：2 個母體平均是否有顯著不同的檢定

表 1.1.2　t 檢定

		平均差異	顯著機率
期 51	期 55	-2.700	0.439
	期 57	-5.800	0.122
	期 59	-13.700*	0.008
	期 61	-6.300	0.053
期 55	期 57	-3.100	0.375
	期 59	-11.000*	0/021
	期 61	-3.600	0.223
期 57	期 59	-7.900*	0.048
	期 61	-0.500	0.838
期 59	期 61	7.400*	0.025

　* 表示平均之差在 0.05 之下是顯著的。有差異的組合是以下 4 組：

$\left\{\begin{array}{l}\text{51 期 與 59 期}\\ \text{55 期 與 59 期}\\ \text{57 期 與 59 期}\\ \text{59 期 與 61 期}\end{array}\right.$

■ 利用 Tukey 法的多重比較

表 1.1.3　Tukey 法之多重比較

		平均差異	顯著機率
期 51	期 55	-2.700	0.854
	期 57	-5.800	0.281
	期 59	-13.700*	0.004
	期 61	-6.300	0.218
期 55	期 57	-3.100	0.784
	期 59	-11.000*	0.016
	期 61	-3.600	0.686
期 57	期 59	-7.900	0.092
	期 61	-0.500	1.000
期 59	期 61	7.400	0.121

* 表示平均之差在 0.05 之下是顯著的。有差異的組合是以下 2 組：

$$\begin{cases} 51 \text{ 期 與 59 期} \\ 55 \text{ 期 與 59 期} \end{cases}$$

2 個輸出結果出現十足的不同，其理由是可以認為「表 1.1.2 是利用 t 檢定，拒絕虛無假設的基準變得寬鬆之緣故。」

■ 各種多重比較法
多重比較的重要性應該清楚明白了吧。
那麼，多重比較難道只有 Tukey 的方法嗎？
事實上……

【變異數同質性成立時】

● **Tukey 的 HSD 檢定**
這是依據標準距的分配的多重比較法。
多重比較經常使用此 Tukey 的 HSD 檢定與 Bonferroni 檢定。

● **Bonferroni 檢定**
利用 Bonferroni 的不等式進行修正。

- **Scheffè 的方法**

  進行線性對比的多重比較。

- **Sidak's t 檢定**

  這是修正顯著水準，比 Bonferroni 檢定更適切地計算否定界限。

- **Hochberg's GT2**

  一般來說，Tukey 的 HSD 檢定力比此方法更強。

- **Gabriel's 成對比較檢定（Gabriel's pairwise comparison test）**

  當 2 個樣本大小不同時，似乎比 Hochberg 的 GT2 有較強的檢定。

- **Dunnett 的各對的 t 檢定（Dunnett's pairwise multiple comparison t test）**

  此檢定是比較控制組與實驗組時所利用。

- **R・E・G・W 法**

  是由 Ryran, Einot, Gabriel, Welsch 所開發的 Stepdown 法，有 R・E・G・W 的 F 值與 R・E・G・W 的 Q 值 2 種方法。

【變異數同質性不成立時】

此種時候，可使用下列幾種的多重比較。

$$\left\{\begin{array}{l} \text{Tamhane's T2} \\ \text{Dunnett's T3} \\ \text{Games-Howell 成對比較檢定} \\ \text{Dunett's C} \end{array}\right.$$

【無母數多重比較】

無母數時可使用下列的多重比較。

- Steel・Dwass 檢定
- Steel 檢定

Tea Break

> 多重比較取決於母數已知或未知，母數未知則使用無母數統計方法。母數已知則使用有母數的統計方法。

■ 利用 Tukey 法的多重比較

Tukey 法是針對所有組的組合，尋找有差異的組合。

譬如，有 5 個實驗組 A, B, C, D, E，所有組的組合即為如下。

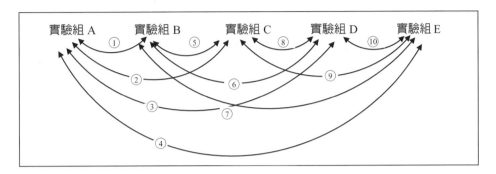

5 組中取 2 組的組合數是

$$_5C_2 = \frac{5 \times 4}{2 \times 1} = 10$$

■ 利用 Dunnett 法的多重比較

Dunnett 法是以控制組為中心，與以下各個實驗組成對比較有無差異。

譬如，控制組 A 與實驗組 B, C, D, E 的組合如下。

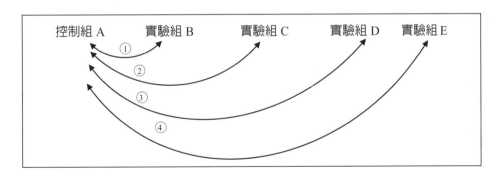

組合數是組數是 5 – 1 = 4。

1.2 Tukey的多重比較

以下的數據是就糖尿病的治療所使用的 3 種新藥 A, B, C，調查用藥前與用藥後 30 分鐘後，其血糖值之差異結果。

表 1.2.1　3 種糖尿病新藥用藥前後之血糖值之差

藥 A

NO.	血糖值之差
1	110
2	65
3	78
4	83
5	27
6	132
7	141
8	109
9	86
10	87
11	66
12	78
13	81
14	95
15	92

藥 B

NO.	血糖值之差
1	124
2	89
3	81
4	103
5	139
6	155
7	87
8	154
9	116
10	94
11	137
12	81
13	76
14	89
15	114

藥 C

NO.	血糖值之差
1	84
2	59
3	62
4	41
5	129
6	124
7	87
8	99
9	59
10	56
11	134
12	82
13	67
14	68
15	77

想知道的事情是：

「在治療效果上有差異之組合是何者？」

　虛無假設 H_0：各組治療效果相等。
　對立假設 H_1：各組治療效果有差異性。

〔**數據輸入類型**〕

表 1.2.1 的數據如下輸入 SPSS 統計軟體。

	藥種類	血糖值差	var
1	1	110	
2	1	65	
3	1	78	
4	1	83	
5	1	27	
6	1	132	
7	1	141	
8	1	109	
9	1	86	
10	1	87	
11	1	66	
12	1	78	
13	1	81	
14	1	95	
15	1	92	
16	2	124	
17	2	89	
18	2	81	
19	2	103	
20	2	139	
21	2	155	
22	2	87	
23	2	154	
24	2	116	
25	2	94	
26	2	137	
27	2	81	
28	2	76	
29	2	89	
30	2	114	
31	3	84	
32	3	59	
33	3	62	
34	3	41	
35	3	129	
36	3	124	
37	3	87	
38	3	99	
39	3	59	
40	3	56	
41	3	134	
42	3	82	
43	3	67	
44	3	68	
45	3	77	
46			

（註）藥的種類是組變數。

　　藥 A 對應 1

　　藥 B 對應 2

　　藥 C 對應 3

1.3 Tukey的多重比較步驟

〔統計處理的步驟〕

步驟1 數據輸入結束後，按一下分析 (A)，接著選擇比較平均數法 (M)，再選擇單因數變異數分析 (O)。

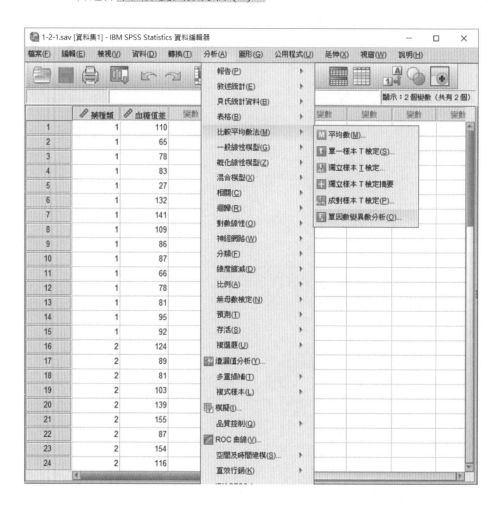

步驟2 出現以下的畫面時，將血糖值差移到依變數清單 (E) 的方框；將藥種類移到因子 (F) 的方框中，按一下事後 (H) 檢定。

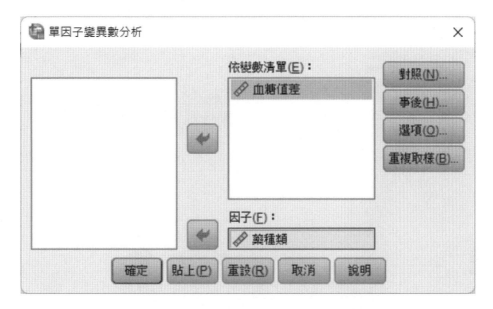

步驟 3 出現以下畫面時，點選 Tukey 法 (T)，再按 繼續 。

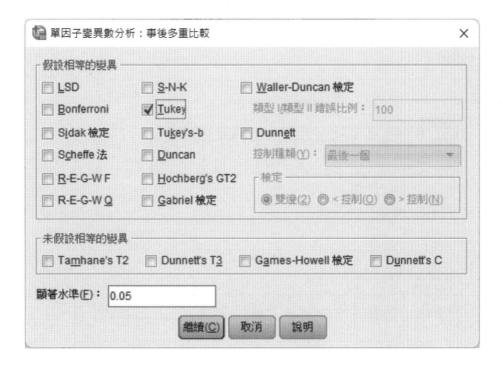

步驟 4 回到以下畫面時，按一下 確定 。

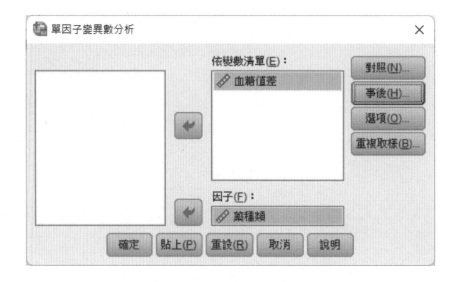

〔SPSS 輸出〕— Tukey 的多重比較

➡ 單因子

變異數分析

血糖值差

	平方和	自由度	平均平方和	F 檢定	顯著性	
組間	6106.800	2	3053.400	3.968	.026	←①
組內	32322.000	42	769.571			
總和	38428.800	44				

Post Hoc 檢定

多重比較

依變數: 血糖值差
Tukey HSD

(I) 藥種類	(J) 藥種類	平均差異 (I-J)	標準誤	顯著性	95% 信賴區間 下界	95% 信賴區間 上界	
1	2	-20.60	10.13	.117	-45.21	4.01	
	3	6.80	10.13	.781	-17.81	31.41	
2	1	20.60	10.13	.117	-4.01	45.21	←②
	3	27.40*	10.13	.026	2.79	52.01	
3	1	-6.80	10.13	.781	-31.41	17.81	
	2	-27.40*	10.13	.026	-52.01	-2.79	

*. 在 .05 水準上的平均差異很顯著。

〔**輸出結果的判讀法**〕

① 這是單因子的變異數分析表。檢定以下的假設。

假設 H_0：3 種藥的效果沒有差異

F 值（＝檢定統計量）是 3.968，顯著機率是 0.026，以圖形表現此關係時，即為如下。

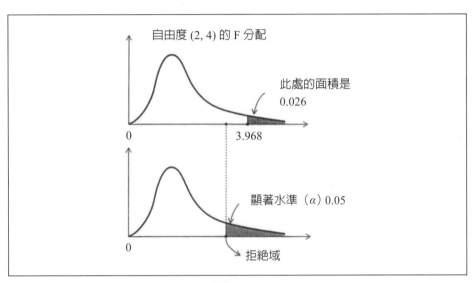

自由度 (2, 4) 的 F 分配

此處的面積是
0.026

0　　　　　　3.968

顯著水準（α）0.05

0

拒絕域

圖 1.3.1

由於

顯著機率 0.026 ＜ 顯著水準（α）0.05

因此，拒絕虛無假設 H_0，得知 3 種藥的治療效果是有差異的。

② 這是 Tukey 方法的多重比較。與顯著水準 0.05 有差異之組合處加上 ＊ 記號。

因此，知 B 藥與 C 藥之間有差異。

1.4 Dunnett**的多重比較**

以下的數據是針對治療糖尿病所使用的 3 種藥 A, B, C 調查用藥前與用藥後 30 分其血糖值之差的結果。

表 1.4.1　　3 種糖尿病新藥用藥前後之血糖值之差

藥 A

NO.	血糖值之差
1	110
2	65
3	78
4	83
5	27
6	132
7	141
8	109
9	86
10	87
11	66
12	78
13	81
14	95
15	92

藥 B

NO.	血糖值之差
1	124
2	89
3	81
4	103
5	139
6	155
7	87
8	154
9	116
10	94
11	137
12	81
13	76
14	89
15	114

藥 C

NO.	血糖值之差
1	84
2	59
3	62
4	41
5	129
6	124
7	87
8	99
9	59
10	56
11	134
12	82
13	67
14	68
15	77

想知道的事情是…？
此處將 A 當作控制組，與藥 B、藥 C 作比較。
藥 A 當作控制組時的組合是？

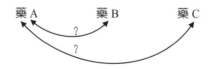

藥 A 與藥 B、藥 C 之間何者有差異？

〔數據輸入類型〕

表 1.4.1 的數據如下輸入 SPSS 統計軟體。

	藥種類	血糖值差	var	var	var	var	var	var	var	var	var	var
1	1	110										
2	1	65										
3	1	78										
4	1	83										
5	1	27										
6	1	132										
7	1	141										
8	1	109										
9	1	86										
10	1	87										
11	1	66										
12	1	78										
13	1	81										
14	1	95										
15	1	92										
16	2	124										
17	2	89										
18	2	81										
19	2	103										
20	2	139										
21	2	155										
22	2	87										
23	2	154										
24	2	116										
25	2	94										
26	2	137										
27	2	81										
28	2	76										
29	2	89										

30	2	114										
31	3	84										
32	3	59										
33	3	62										
34	3	41										
35	3	129										
36	3	124										
37	3	87										
38	3	99										
39	3	59										
40	3	56										
41	3	134										
42	3	82										
43	3	67										
44	3	68										
45	3	77										
46												

（註）藥的種類是組變數。

藥 A 對應 1

藥 B 對應 2

藥 C 對應 3

1.5 Dunnett的多重比較步驟

〔統計處理的步驟〕

步驟1 數據輸入結束後,點選分析 (A),選擇比較平均數法 (M),接著, 選擇單因數變異數分析 (O)。

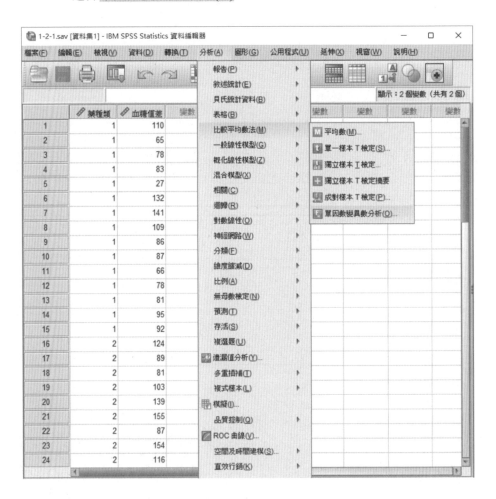

步驟2 變成以下畫面時,將血糖值差移到依變數清單 (E),藥的種類移到 因子 (F) 的方框中,按一下事後 (H) 檢定。

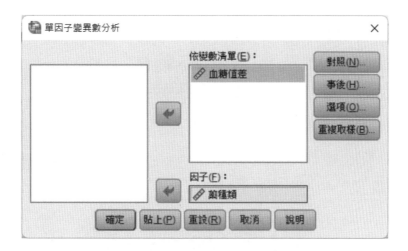

步驟 3 出現以下畫面時，點選 Dunnett 後，將控制種類 (Y) 變成第一個。 檢定 可選擇雙邊。接著，按 繼續 。

單因子變異數分析：事後多重比較

假設相等的變異

☐ LSD	☐ S-N-K	☐ Waller-Duncan 檢定
☐ Bonferroni	☐ Tukey	類型 I/類型 II 錯誤比例： 100
☐ Sidak 檢定	☐ Tukey's-b	☑ Dunnett
☐ Scheffe 法	☐ Duncan	控制種類(Y)： 第一個
☐ R-E-G-W F	☐ Hochberg's GT2	檢定
☐ R-E-G-W Q	☐ Gabriel 檢定	◉ 雙邊(2) ○ < 控制(O) ○ > 控制(N)

未假設相等的變異

☐ Tamhane's T2 ☐ Dunnett's T3 ☐ Games-Howell 檢定 ☐ Dunnett's C

顯著水準(F)： 0.05

繼續(C) 取消 說明

步驟 4 回到以下畫面時，按 確定 。

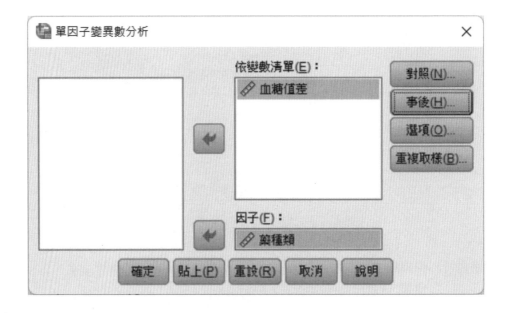

〔**SPSS 輸出・1**〕— Dunnett 的多重比較

單因子

變異數分析

血糖值差

	平方和	自由度	平均平方和	F檢定	顯著性
組間	6106.800	2	3053.400	3.968	.026
組內	32322.000	42	769.571		
總和	38428.800	44			

Post Hoc 檢定

多重比較

依變數：血糖值差
Dunnett t檢定 (雙邊檢定)ª

(I) 藥種類	(J) 藥種類	平均差異 (I-J)	標準誤	顯著性	95% 信賴區間 下界	95% 信賴區間 上界
2	1	20.60	10.13	.087	-2.58	43.78
3	1	-6.80	10.13	.727	-29.98	16.38

←①
←②

a. Dunnett t檢定將某一組別當成控制，並用來與所有其他組別做比較。

〔輸出結果的判讀法 ・1〕

假設 H_0：3 種藥治療血糖值無差異
顯著性（的顯著機率）0.026 < 顯著水準 0.05
所以拒絕虛無假設 H_0，顯示 3 種藥有顯著不同。
事後檢定分析如下：

① 關於藥 B（= 實驗組）與藥 A（= 控制組），
　顯著性（的顯著機率）0.087 > 顯著水準 0.05
　因之，藥 B 與藥 A 在糖尿病治療上沒有顯著差異。

② 關於藥 C（= 實驗組）與藥 A（= 控制組），
　顯著性（的顯著機率）0.727 > 顯著水準 0.05
　因之，藥 C 與藥 A 在糖尿病治療上沒有顯著差異。

〔SPSS 輸出 ・2〕－ Dunnett 的多重比較

以藥 C 當作控制組，進行 Dunett 的多重比較，再按前面步驟操作，步驟 3 之控制種類（Y）選最後一個。

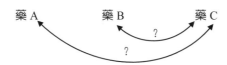

得出如下的輸出結果。

多重比較

依變數：血糖值差
Dunnett t檢定 (雙邊檢定)ᵃ

(I) 藥種類	(J) 藥種類	平均差異 (I-J)	標準誤	顯著性	95% 信賴區間 下界	95% 信賴區間 上界	
1	3	6.80	10.13	.727	-16.38	29.98	←③
2	3	27.40*	10.13	.019	4.22	50.58	←④

*. 在 .05 水準上的平均差異很顯著。

a. Dunnett t檢定將某一組別當成控制，並用來與所有其他組別做比較。

〔輸出結果的判讀法 · 2〕

③ 關於藥 A（＝實驗組）與藥 C（＝控制組），
　顯著性（的顯著機率）0.727 > 顯著水準 0.05
　因之，藥 A 與藥 C 在糖尿病治療上沒有顯著差異。

④ 關於藥 B（＝實驗組）與藥 C（＝控制組），
　顯著性（的顯著機率）0.019 < 顯著水準 0.05
　因此，藥 B 與藥 C 在糖尿病治療上有顯著差異。

Note

1.6 Bonferroni**的多重比較**

各母群體兩兩樣本平均數進行事後檢定時，乃因進行愈多組檢定會使實際上的第一型錯誤機率 α 增加；Bonferroni 法將原設定的 α 再除以配對組數所得新的 α'（顯著水準），用以進行兩兩樣本平均數間的檢定以驗證差異。

以下的數據是針對 3 種局部麻醉藥 A_1，A_2，A_3 測量麻醉的持續時間（分）。

表 1.6.1　3 種麻醉藥的持續時間

A1	A2	A3
時間（分）	時間（分）	時間（分）
43.6	27.4	18.3
56.8	38.9	21.7
27.3	59.4	29.5
35.0	43.2	15.6
48.4	15.9	9.7
42.4	22.2	16.0
25.3	52.4	7.5
51.7		

如觀察此數據時，難道不會想要調查麻醉的持續時間是否依麻醉藥的不同而有所差異呢？

〔數據輸入類型〕

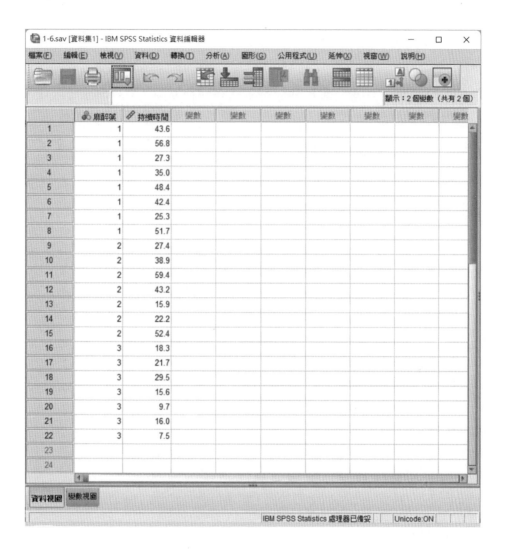

〔統計處理的步驟〕

步驟 1　統計處理是從前面的狀態以滑鼠按一下分析 (A) 開始的。
　　　　　當進行單因子的變異數分析時，以滑鼠按一下比較平均數法 (M)。

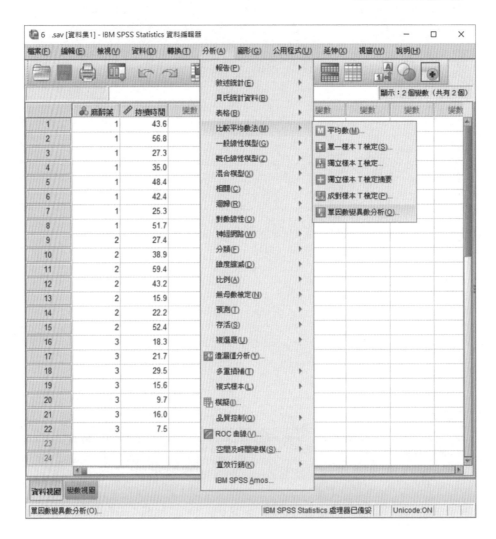

步驟 2　從右邊的子清單之中選擇單因數變異數分析 (O) 時，出現如下的對
　　　　　話框。於變項方塊中選擇 麻醉時間 ，按一下 　　 ，將變項移至依
　　　　　變數清單 (E) 之方塊中。

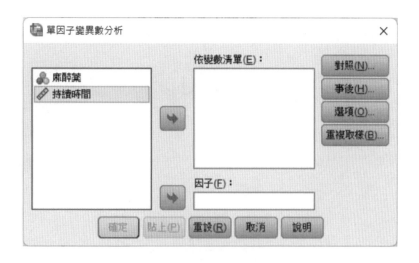

步驟 3　接著再於變項方塊中，選擇 麻醉藥 ，按一下 ，將變項移至 因子（F） 之方塊中。

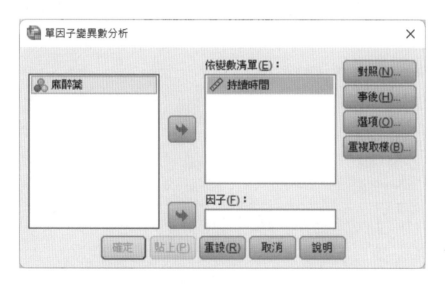

步驟 4　按一下 事後 (H) 檢定。

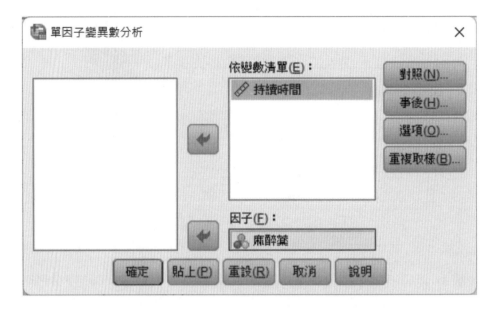

步驟 5 　出現如下的對話方框，以滑鼠選擇 Bonferroni(B)，再連按一下
　　　　　繼續 。

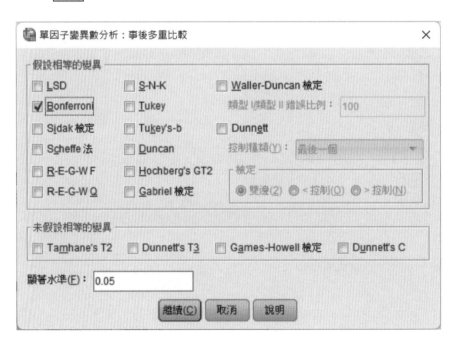

步驟 6　回到下列畫面，按一下選項 (O)，對話框之中選擇敘述統計 (D) 與
變異同質性檢定 (H)，按一下 繼續 。

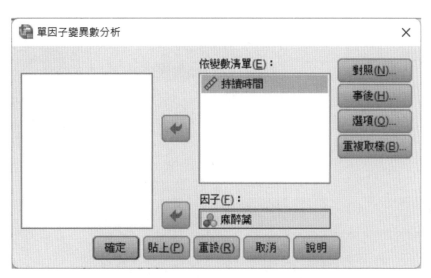

步驟 7 回到以下的畫面，此處按一下 確定 就算完成。

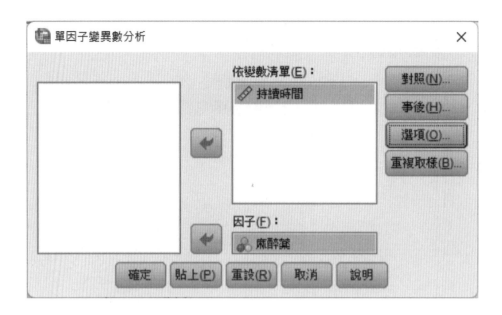

SPSS 輸出的結果顯示如下。

〔SPSS 的輸出 1〕

表 1.6.1 的單因子變異數分析與描述性統計量，輸出如下。

變異數分析

麻醉時間

	平方和	自由度	平均平方和	F檢定	顯著性
組間	2468.072	2	1234.036	8.493	.002
組內	2760.826	19	145.307		
總和	5228.898	21			

←①

➡ 單因子

描述性統計量

麻醉時間

	個數	平均數	標準差	標準誤	平均數的95%信賴區間		最小值	最大值
					下界	上界		
1	8	41.313	11.320	4.002	31.849	50.776	25.3	56.8
2	7	37.057	16.007	6.050	22.253	51.861	15.9	59.4
3	7	16.900	7.376	2.788	10.078	23.722	7.5	29.5
總和	22	32.191	15.780	3.364	25.195	39.187	7.5	59.4

↑②

〔**輸出結果的判讀 1**〕

① 使用變異數分析表，檢定以下的假設。

「虛無假設 H_0：3 種麻醉藥的平均麻醉持續時間相等」

觀察檢定統計量 F 值時是 8.493，此時的顯著機率是 0.002。

換言之，顯著水準設為 $\alpha = 0.05$ 時，由於顯著機率 $0.002 < \alpha = 0.05$，所以拒絕虛無假設 H_0。

因此，得知 3 種麻醉藥的平均麻醉持續時間是相等的。

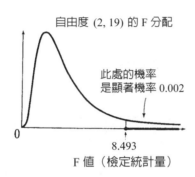

自由度 (2, 19) 的 F 分配

此處的機率
是顯著機率 0.002

0

8.493

F 值（檢定統計量）

② 求各組的母體平均的 95% 信賴區間。

譬如，麻醉藥 1 的情形，可知：

平均麻醉持續時間在機率 95% 下介於 31.849 分與 50.776 分之間。

〔SPSS 輸出 2〕

變異數同質性檢定

麻醉時間

← ③

Levene 統計量	分子自由度	分母自由度	顯著性
2.774	2	19	.088

Post Hoc 檢定

多重比較

依變數: 麻醉時間
Bonferroni 法

(I) 麻醉藥	(J) 麻醉藥	平均差異 (I-J)	標準誤	顯著性	95% 信賴區間	
					下界	上界
1	2	4.255	6.239	1.000	-12.122	20.633
	3	24.413*	6.239	.003	8.035	40.790
2	1	-4.255	6.239	1.000	-20.633	12.122
	3	20.157*	6.443	.017	3.243	37.072
3	1	-24.413*	6.239	.003	-40.790	-8.035
	2	-20.157*	6.443	.017	-37.072	-3.243

← ④

*. 在 0.05 水準上的平均差異很顯著。

〔輸出結果的判讀方法 · 2〕

③ 變異數同質性（Levene 檢定）的檢定

觀察 Levene 統計量時是 2.774，此時的顯著機率是 0.088。由於顯著水準 $\alpha = 0.05$，而顯著機率 $0.088 > 0.05$，表示三組變異數無顯著差異（同質）。

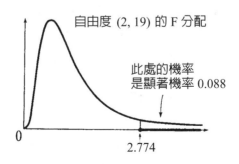

自由度 (2, 19) 的 F 分配

此處的機率
是顯著機率 0.088

0   2.774

④ 利用事後檢定 Bonferroni 方法的多重比較

　在所有的組合之中，在有差異之組合的地方附上 * 記號。因此，得知
　　麻醉藥 3 與麻醉藥 1、麻醉藥 2 皆有顯著性差異

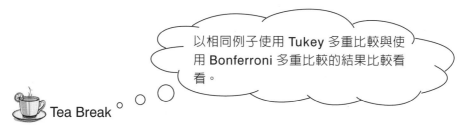

以相同例子使用 Tukey 多重比較與使用 Bonferroni 多重比較的結果比較看看。

Tea Break

Note

第 2 章
無母數分析

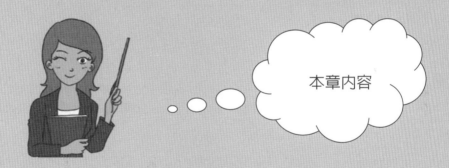

本章內容

2.1 無母數檢定簡介

所謂無母數檢定是不使用

　　「有關母體分配之前提（＝常態分配）」

或

　　「母體平均 μ 或母體變異數 σ^2 之母數」

之假設檢定。

因為不使用母體所以取名為「無母數檢定」。

因為不需要有關母體分配之前提，所以也稱為分配自由化（distribution-free test）。

與無母數檢定相對，利用母體的常態性之檢定稱為有母數檢定。

有母數檢定之代表，也可以說是 t 檢定。

譬如，母體平均之檢定（＝ t 檢定）即為如下。

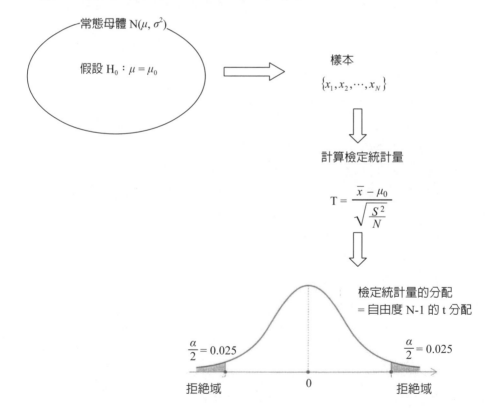

■ 無母數檢定與有母數檢定的對應

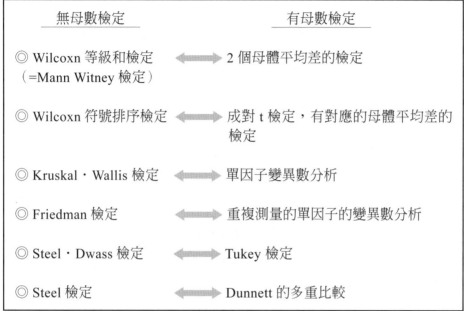

	無母數檢定		有母數檢定

◎ Wilcoxn 等級和檢定 ⟺ 2 個母體平均差的檢定
（=Mann Witney 檢定）

◎ Wilcoxn 符號排序檢定 ⟺ 成對 t 檢定，有對應的母體平均差的檢定

◎ Kruskal‧Wallis 檢定 ⟺ 單因子變異數分析

◎ Friedman 檢定 ⟺ 重複測量的單因子的變異數分析

◎ Steel‧Dwass 檢定 ⟺ Tukey 檢定

◎ Steel 檢定 ⟺ Dunnett 的多重比較

註：等級和也稱為順位和。

■ 無母數檢定的重點
　　進行檢定時需要有「拒絕域」。
　　此拒絕域可從「檢定統計量」求出。
　　並且，此檢定統計量的分配是從「母體服從常態分配」之前提所導出。
　　可是，無母數檢定對母體的分配並未設定任何前提。
　　那麼，無母數檢定的情形，「檢定統計量的分配是來自於何處呢？」

2.2 Wilcoxon的等級和檢定

假設的檢定中最重要的事項是「檢定統計量的分配與拒絕域」。

當母體趨近服從常態分配時，檢定統計量的分配可成為 t 分配或 F 分配，所以可以求出此拒絕域。

可是，當母體的分配不知道時，要如何才可以求出檢定統計量的分配與它的拒絕域呢？

事實上，利用順位（等級）的組合，即可求出檢定統計量的分配。

譬如，順位假定是從 1 位到 7 位。因此，從 1 位到 7 位之中，

　　　{1 位，2 位，3 位，4 位，5 位，6 位，7 位 }

取出 3 個等級，試求其等級和。

於是，求出如下之等級和的分配。

表 2.2.1　等級和的分配

等級和	6	7	8	9	10	11	12	13	14	15	16	17	18	計
組數	1	1	2	3	4	4	5	4	4	3	2	1	1	35
機率	$\frac{1}{35}$	$\frac{1}{35}$	$\frac{2}{35}$	$\frac{3}{35}$	$\frac{4}{35}$	$\frac{4}{35}$	$\frac{5}{35}$	$\frac{4}{35}$	$\frac{4}{35}$	$\frac{3}{35}$	$\frac{2}{35}$	$\frac{1}{35}$	$\frac{1}{35}$	1

此分配的圖形如下。

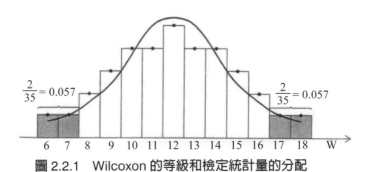

圖 2.2.1　Wilcoxon 的等級和檢定統計量的分配

譬如，像以下的數據，

表 2.2.2　數據給與時

組 A	3840	3300	2930	3540
組 B	3280	2550	2840	

將此 2 組的數據合在一起設定排序時，

表 2.2.3　對數據設定順位

順位	1 位	2 位	3 位	4 位	5 位	6 位	7 位
組 A			2930		3300	3540	3840
組 B	2550	2840		3280			

如求組 B 的等級和 W 時，

$$W = 1 + 2 + 4 = 7$$

此等級和 W = 7 即為 Wilcoxon 的等級和檢定的檢定統計量。

〔**數據輸入類型**〕

表 2.2.2 的數據如下輸入。

2.3 Wilcoxon的等級和檢定步驟

〔統計處理的步驟〕

步驟 1　數據的輸入結束後，點選分析 (A)，選擇無母數檢定 (N)，再從舊式對話框之子選單中選擇二個獨立樣本 (2)。

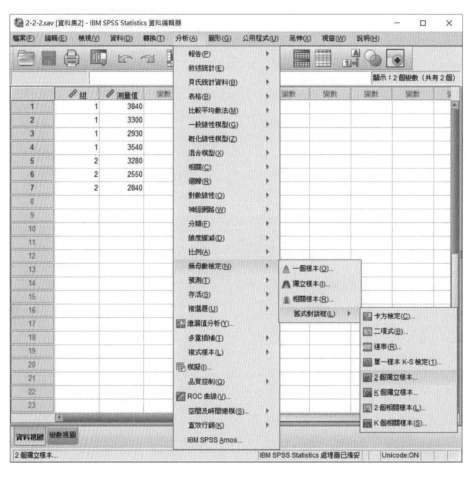

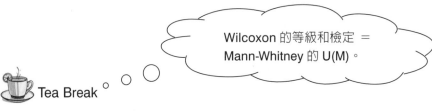

Wilcoxon 的等級和檢定 =
Mann-Whitney 的 U(M)。

Tea Break

步驟 2　出現如下畫面時，檢定類型勾選 Mann-Whitney U(M)，將測量值移到檢定變數清單 (T)，組移到分組變數 (G) 的方框中，利用定義群組 (D)，將組定義成組 (1　2)，然後按 確定 。

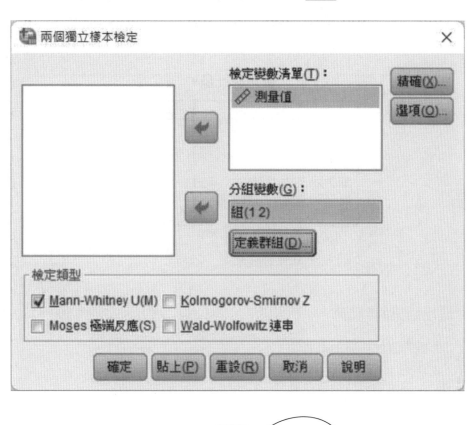

Tea Break

> Wilcoxon 的符號等級檢定與 Wilcoxon 的等級和檢定是不同的，前者是針對兩個成對樣本的檢定，後者是針對兩個獨立樣本的檢定，所以檢定的步驟也有所不同！

〔**SPSS 輸出**〕—Wilcoxon 的等級和檢定

NPar 檢定

檢定統計量[b]

	測量值
Mann-Whitney U 統計量	1.000
Wilcoxon W 統計量	7.000
Z 檢定	-1.768
漸近顯著性 (雙尾)	.077
精確顯著性 [2*(單尾顯著性]	.114[a]

a. 未對等值結做修正。

b. 分組變數：組

〔**輸出結果的判讀**〕

如比較顯著性與顯著水準時，

　　（精確）顯著性（的顯著機率）0.114 > 顯著水準 0.05

所以，無法拒絕虛無假設 H_0。

因此，2 個組間無顯著差異。

Note

2.4 Kruskal-Wallis的檢定

Kruskal-Wallis 檢定，是將單因子的變異數分析換成無母數之情形的手法。

與 Wilcoxon 的等級和檢定一樣，將資料換成排序，即可進行分配位置差異的檢定。譬如下表所示。

表 2.4.1 數據已知時

	數據						
組 A	12.2		18.2	18.8			
組 B		14.6			20.5	22.2	
組 C				19.5	20.8		26.3 26.4

表 2.4.2 數據設定順位

	數據							等級和
組 A	12.2		18.2	18.8				8
組 B		14.6			20.5	22.2		16
組 C				19.5	20.8		26.3 26.4	31

此時，檢定統計量 T 為

$$T = \frac{12}{10(10+1)}\left\{ 3 \cdot \left(\frac{8}{3} - \frac{10+1}{2}\right)^2 + 3\left(\frac{16}{3} - \frac{10+1}{2}\right)^2 + 4\left(\frac{31}{4} - \frac{10+2}{2}\right)^2 \right\} = 4.845$$

Kruskal-Wallis 之檢定統計量的拒絕域，由下表提供。

(3, 3, 4)	
KW_0	P
4.700	0.101
4.709	0.092
4.818	0.085
4.846	0.081
5.000	0.074
5.064	0.070
5.109	0.068
5.254	0.064
5.436	0.062
5.500	0.056
5.573	0.053
5.727	0.050
5.741	0.046

　　當資料量甚多時，此檢定統計量近似卡方分配，但仍然利用統計軟體 SPSS 較為安全。

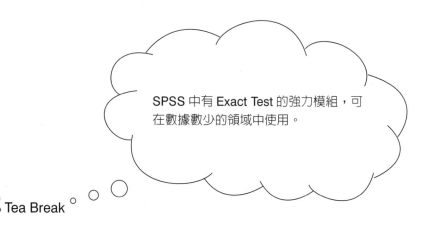

SPSS 中有 Exact Test 的強力模組，可在數據數少的領域中使用。

Tea Break

〔數據輸入類型〕

表 2.4.1 的數據如下輸入。

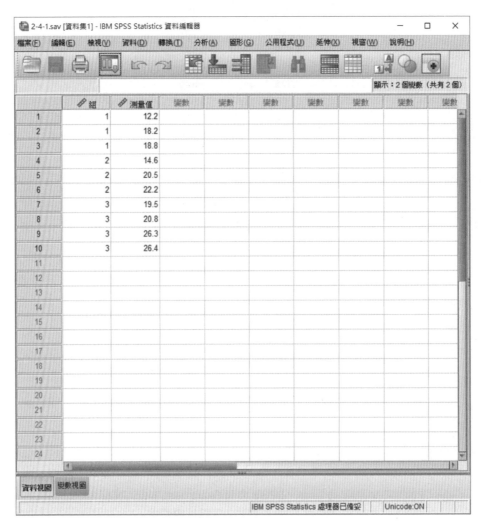

（註）組 A：1，組 B：2，組 C：3。

Note

2.5 Kruskal-Wallis的檢定步驟

〔統計處理的步驟〕

步驟 1 數據輸入結束後，點選分析 (A)，接著選擇無母數檢定 (N)，再自舊式對話框 (C) 之子清單中，選擇 K 個獨立樣本 (K)。

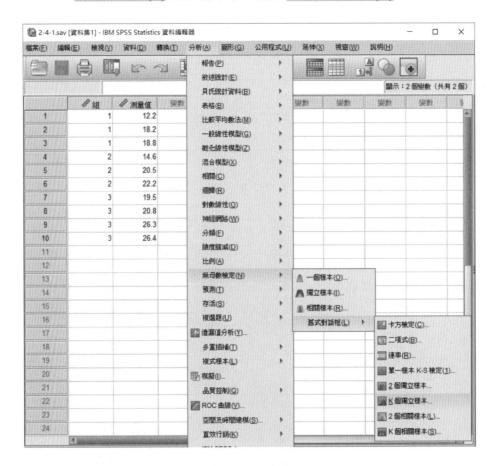

步驟 2 變成以下畫面時，將測量值移到檢定變數清單 (T)，將組移到分組變數 (G) 的方框中，利用定義範圍 (D)，定義為組 (1 3)。接著，按確定。

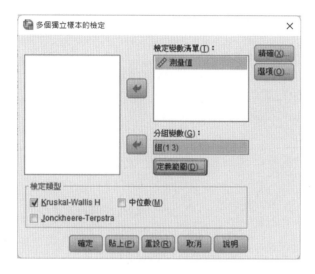

〔**SPSS 輸出**〕—Kruskal-Wallis 的檢定

Kruskal-Wallis 檢定

檢定統計量[a,b]

	測量值
卡方	4.845
自由度	2
漸近顯著性	.089

a. Kruskal Wallis 檢定

b. 分組變數：組

〔**輸出結果的判讀法**〕

如比較顯著機率與顯著水準時，
　　（漸近）顯著機率 0.089 > 顯著水準 0.05
所以，無法拒絕虛無假設 H_0。
因此，3 個組間無顯著差異。

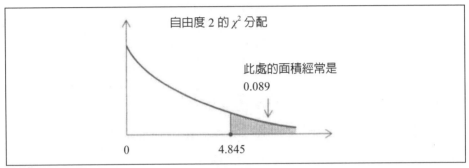

圖 2.5.1

■ 單因子的變異數分析與 Kruskal-Wallis 檢定之比較
　以下的數據是與表 1.2.1 相同。

表 2.5.1

藥 A		藥 B		藥 C	
NO.	血糖值之差	NO.	血糖值之差	NO.	血糖值之差
1	110	1	124	1	84
2	65	2	89	2	59
3	78	3	81	3	62
4	83	4	103	4	41
5	27	5	139	5	129
6	132	6	155	6	124
7	141	7	87	7	87
8	109	8	154	8	99
9	86	9	116	9	59
10	87	10	94	10	56
11	66	11	137	11	134
12	78	12	81	12	82
13	81	13	76	13	67
14	95	14	89	14	68
15	92	15	114	15	77

首先，進行單因子的變異數分析看看。

單因子

變異數分析

血糖值差

	平方和	自由度	平均平方和	F檢定	顯著性
組間	6106.800	2	3053.400	3.968	.026
組內	32322.000	42	769.571		
總和	38428.800	44			

顯著機率 0.026 < 顯著水準 0.05
所以，拒絕虛無假設 H_0。
因此，知 3 種藥效是有顯著差異的。

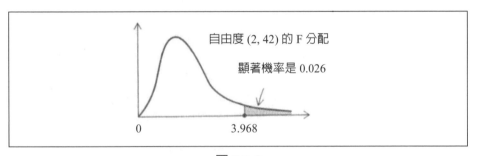

自由度 (2, 42) 的 F 分配

顯著機率是 0.026

0　　　　　3.968

圖 2.5.2

其次，進行 Kruskal-Wallis 檢定看看。

NPar 檢定

Kruskal-Wallis 檢定

等級

	藥種類	個數	等級平均數
血糖值差	1	15	21.67
	2	15	30.23
	3	15	17.10
	總和	45	

檢定統計量ᵃˑᵇ

	血糖值差
卡方	7.737
自由度	2
漸近顯著性	.021

a. Kruskal Wallis 檢定
b. 分組變數：藥種類

觀其輸出結果時，

（漸近）顯著機率 0.021 < 顯著水準 0.05

所以，拒絕虛無假設 H_0。

因此，得知 3 種藥的藥效有顯著差異。

Kruskal-Wallis 檢定之漸近顯著性（的顯著機率）0.021，與單因子變異數分析之顯著機率 0.026 非常接近。

換言之，即使未假定常態母體之前提，無母數檢定與有母數檢定仍可得出相近的檢定結果。

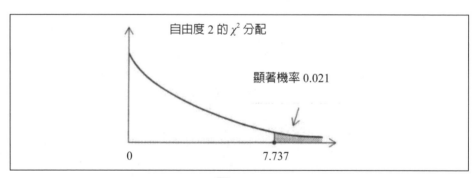

圖 2.5.3

Note

2.6 Steel-Dwass**的多重比較**

對應 Tukey 多重比較的無母數多重比較是否有呢？
答案是「有的」！
那就是 Steel-Dwass 的檢定。步驟如下。

■ Steel–Dwass 的檢定步驟
步驟 1　數據假定得出如下。

表 2.6.1

組 A	組 B	組 C
48	102	84
65	98	106
87	83	72
62	117	99
55	126	100

步驟 2　將組 A 與組 B 合在一起設定順位，求出組 A 的等級和 RAB。

組 A	組 B
48	102
65	98
87	83
62	117
55	126

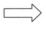

組 A	組 B
1	8
4	7
6	5
3	9
2	10
16	← 等級和 RAB

其次，將組 A 與組 C 合在一起，設定順位，求出組 A 的等級和 RAC。

組 A	組 C
48	84
65	106
87	72
62	99
55	100

組 A	組 C
1	6
4	10
7	5
3	8
2	9
17	← 等級和 RAC

最後，將組 B 與組 C 合在一起設定順位，求出組 B 的等級和 RBC。

組 B	組 C
102	84
98	106
83	72
117	99
126	100

$\Longrightarrow$

組 B	組 C
7	3
4	8
2	1
9	5
10	6
32	

↖ 等級和 RBC

步驟 3　計算以下的統計量

$$E = \frac{5(2 \times 5 + 1)}{2} \longleftarrow \frac{n(2n+1)}{2}$$
$$= 27.5$$

$$V = \frac{5^2 \times (2 \times 5 + 1)}{12} \longleftarrow \frac{n^2(2n+1)}{12}$$
$$= 22.91667$$

（註）數據數依組而有不同，或有同順位時，此統計量也會改變。

步驟 4　計算各組合中的檢定統計量。
- 組 A 與組 B 的檢定統計量 TAB

$$TAB = \frac{RAB - E}{\sqrt{V}} = \frac{16 - 27.5}{\sqrt{22.91667}} = -2.40227$$

- 組 A 與組 C 的檢定統計量 TAC

$$TAC = \frac{RAC - E}{\sqrt{V}} = \frac{17 - 27.5}{\sqrt{22.91667}} = -2.19338$$

- 組 B 與組 C 的檢定統計量 TBC

$$TBC = \frac{RBC - E}{\sqrt{V}} = \frac{32 - 27.5}{\sqrt{22.91667}} = -0.940019$$

步驟 5 比較檢定統計量與否定界限。

- 組 A 與組 B 的比較

當 $|TAB| \geq \dfrac{q(a,\infty;0.05)}{\sqrt{2}}$ 時，A 與 B 之間有差異。

因 $|-2.40227| \geq \dfrac{q(3,\infty;0.05)}{\sqrt{2}} = 2.3437$，所以有差異。

- 組 A 與組 C 之比較

當 $|TAC| \geq \dfrac{q(a,\infty;0.05)}{\sqrt{2}}$ 時，A 與 C 之間有差異。

因 $|-2.19338| < \dfrac{q(3,\infty;0.05)}{\sqrt{2}} = 2.3437$，不能說有差異。

- 組 B 與組 C 之比較

當 $|TBB| \geq \dfrac{q(a,\infty;0.05)}{\sqrt{2}}$ 時，B 與 C 之間有差異。

因 $|0.940019| < \dfrac{q(3,\infty;0.05)}{\sqrt{2}} = 2.3437$，不能說有差異。

其中，$q(a,\infty;0.05)$ 可由以下數字中求出。

標準距的分配的上側 5% 點

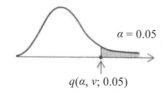

$q(\alpha, v; 0.05)$

v \ a	2	3	4	5	6	7	8	9
2	6.085	8.331	9.798	10.881	11.784	12.434	13.027	13.538
3	4.501	5.910	6.825	7.502	8.037	8.478	8.852	9.177
4	3.927	5.040	5.757	6.287	6.706	7.053	7.347	7.602
5	3.635	4.602	5.218	5.673	6.033	6.330	6.582	6.801
6	3.460	4.339	4.896	5.305	5.629	5.895	6.122	6.319
7	3.344	4.165	4.681	5.060	5.369	5.605	5.814	5.996
8	3.261	4.041	4.529	4.886	5.167	5.339	5.596	5.766
9	3.199	3.948	4.415	4.755	5.023	5.244	5.432	5.594
10	3.151	3.887	4.327	4.654	4.912	5.124	5.304	5.460
11	3.113	3.820	4.256	4.574	4.823	5.028	5.202	5.353
12	3.081	3.773	4.199	4.508	4.750	4.949	5.118	5.265
13	3.055	3.734	4.151	4.453	4.690	4.884	5.049	5.192
14	3.033	3.701	4.111	4.407	4.639	4.829	4.990	5.130
15	3.014	3.673	4.076	4.367	4.595	4.782	4.940	5.077
16	2.998	3.649	4.046	4.333	4.557	4.741	4.896	5.031
17	2.984	3.628	4.020	4.303	4.524	4.705	4.858	4.991
18	2.971	3.609	3.997	4.276	4.494	4.673	4.824	4.955
19	2.960	3.593	3.977	4.253	4.468	4.645	4.794	4.924
20	2.950	3.578	3.958	4.232	4.445	4.620	4.768	4.895
60	2.829	3.399	3.737	3.977	4.163	4.314	4.441	4.550
80	2.814	3.377	3.711	3.947	4.129	4.278	4.402	4.509
100	2.806	3.365	3.695	3.929	4.109	4.256	4.379	4.484
120	2.800	3.356	3.685	3.917	4.096	4.241	4.363	4.468
240	2.786	3.335	3.659	3.887	4.063	4.205	4.324	4.427
360	2.781	3.328	3.650	3.887	4.052	4.193	4.312	4.413
∞	2.772	3.314	3.633	3.858	4.030	4.170	4.286	4.387

〔**數據輸入類型**〕

SPSS 並未提供有 Steel-Dwass 檢定的選項，試使用 EXCEL 進行檢定。
將表 2.6.1 的數據如下輸入。

	A	B	C	D	E
1	A	B	C		
2	48	102	84		
3	65	98	106		
4	87	83	72		
5	62	117	99		
6	55	126	100		
7					
8					
9					

Note

2.7 Steel-Dwass檢定的步驟

〔統計處理的的步驟〕

步驟 1　將數據如下複製、貼上。

	A	B	C	D	E	F	G
1	A	B	C				
2	48	102	84				
3	65	98	106				
4	87	83	72				
5	62	117	99				
6	55	126	100				
7							
8	A	B	A	C	B	C	
9	48	102	48	84	102	84	
10	65	98	65	106	98	106	
11	87	83	87	72	83	72	
12	62	117	62	99	117	99	
13	55	126	55	100	126	100	
14							

步驟 2　從 A14 拖曳到 B18，輸入
$=$ RANK(A9：B13，A9：B13，1)
同時按住 Ctrl + Shift + Enter。
接著，從 C14 拖曳到 D18，輸入
$=$ RANK(C9：D13，C9：D13，1)
同時按住 Ctrl + Shift + Enter。
最後，從 E14 拖曳到 F18，輸入
$=$ RANK(E9：F13，E9：F13，1)
同時按住 Ctrl + Shift + Enter 時……

	A	B	C	D	E	F	G	H
7								
8	A	B	A	C	B	C		
9	48	102	48	84	102	84		
10	65	98	65	106	98	106		
11	87	83	87	72	83	72		
12	62	117	62	99	117	99		
13	55	126	55	100	126	100		
14	1	8	1	6	7	3		
15	4	7	4	10	4	8		
16	6	5	7	5	2	1		
17	3	9	3	8	9	5		
18	2	10	2	9	10	6		
19								
20								

步驟 3 爲了求等級和，
於 A19 方格中輸入＝ SUM(A14：A18)
於 C19 方格中輸入＝ SUM(C14：C18)
於 E19 方格中輸入＝ SUM(E14：E18)

	A	B	C	D	E	F	G	H
7								
8	A	B	A	C	B	C		
9	48	102	48	84	102	84		
10	65	98	65	106	98	106		
11	87	83	87	72	83	72		
12	62	117	62	99	117	99		
13	55	126	55	100	126	100		
14	1	8	1	6	7	3		
15	4	7	4	10	4	8		
16	6	5	7	5	2	1		
17	3	9	3	8	9	5		
18	2	10	2	9	10	6		
19	16		17		32			
20								
21								

步驟 4　於 B21 的方格輸入
　　　　　＝ 5*(2*5+1)/2
　　　　　於 D21 的方格輸入
　　　　　＝ 5^2*(2*5+1)/12

	A	B	C	D	E	F	G	H
7								
8	A	B	A	C	B	C		
9	48	102	48	84	102	84		
10	65	98	65	106	98	106		
11	87	83	87	72	83	72		
12	62	117	62	99	117	99		
13	55	126	55	100	126	100		
14	1	8	1	6	7	3		
15	4	7	4	10	4	8		
16	6	5	7	5	2	1		
17	3	9	3	8	9	5		
18	2	10	2	9	10	6		
19	16		17		32			
20								
21	E	27.5	V	22.91667				
22								

步驟 5　爲了求檢定統計量，於
　　　　　B23 的方格中輸入＝ (A19－B21)/D21^0.5
　　　　　D23 的方格中輸入＝ (C19－B21)/D21^0.5
　　　　　F23 的方格中輸入＝ (E19－B21)/D21^0.5

	A	B	C	D	E	F	G	H
7								
8	A	B	A	C	B	C		
9	48	102	48	84	102	84		
10	65	98	65	106	98	106		
11	87	83	87	72	83	72		
12	62	117	62	99	117	99		
13	55	126	55	100	126	100		
14	1	8	1	6	7	3		
15	4	7	4	10	4	8		
16	6	5	7	5	2	1		
17	3	9	3	8	9	5		
18	2	10	2	9	10	6		
19	16		17		32			
20								
21	E	27.5	V	22.91667				
22								
23	TAB	-2.40227	TAC	-2.19338	TBC	0.940019		
24								
25								

步驟 6　為了求檢定統計量的絕對值，於
　　　　　B24 的方格中輸入＝ ABS(B23)
　　　　　D24 的方格中輸入＝ ABS(D23)
　　　　　F24 的方格中輸入＝ ABS(F23)

	A	B	C	D	E	F	G	H
7								
8	A	B	A	C	B	C		
9	48	102	48	84	102	84		
10	65	98	65	106	98	106		
11	87	83	87	72	83	72		
12	62	117	62	99	117	99		
13	55	126	55	100	126	100		
14	1	8	1	6	7	3		
15	4	7	4	10	4	8		
16	6	5	7	5	2	1		
17	3	9	3	8	9	5		
18	2	10	2	9	10	6		
19	16		17		32			
20								
21	E	27.5	V	22.91667				
22								
23	TAB	-2.40227	TAC	-2.19338	TBC	0.940019		
24		2.402272		2.193378		0.940019		
25								
26								

步驟 7　與否定界限比較。

$$否定界限 = \frac{q(3,\infty;0.05)}{\sqrt{2}} = \frac{3.3145}{\sqrt{2}} = 2.3437$$

	組 A	組 B	組 C
組 A		2.402272 *	2.193378
組 B			0.940019
組 C			

因此，知組 A 與組 B 之間有差異。

2.8 對應Dunnett的多重比較的無母數檢定即為Steel檢定

■ Steel 檢定的步驟

步驟 1 數據當作如下。

表 2.8.1

對照組	實驗組	實驗組
組 A	組 B	組 C
48	102	84
65	98	106
87	83	72
62	117	99
55	126	100

步驟 2 將組 A 與組 B 合在一起設定順位，求出組 A 的等級和 RAB。

組 A	組 B
48	102
65	98
87	83
62	117
55	126

組 A	組 B
1	8
4	7
6	5
3	9
2	10
16	

將組 A 與組 C 合在一起設定順位，求出組 A 的等級和 RAC。

組 A	組 C
48	84
65	106
87	72
62	99
55	100

組 A	組 C
1	6
4	10
7	5
3	8
2	9
17	

步驟 3　計算以下的統計量。

$$E = \frac{5(2 \times 5 + 1)}{2} \longleftarrow \frac{n(2n+1)}{2} \longleftarrow \text{等級和 RAB}$$
$$= 27.5$$

$$V = \frac{5^2 \times (2 \times 5 + 1)}{12} \longleftarrow \frac{n^2(2n+1)}{12} \longleftarrow \text{等級和 RAC}$$
$$= 22.91667$$

步驟 4　計算檢定統計量
● 組 A 與組 B 的檢定統計量 TAB
$$TAB = \frac{RAB - E}{\sqrt{V}} = \frac{16 - 27.5}{\sqrt{22.91667}} = -2.40227$$
● 組 A 與組 C 的檢定統計量 TAC
$$TAC = \frac{RAC - E}{\sqrt{V}} = \frac{17 - 27.5}{\sqrt{22.91667}} = -2.19338$$

步驟 5　比較檢定統計量與臨界值。

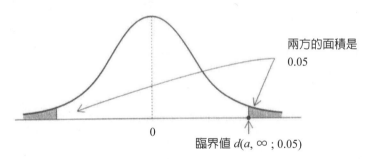

兩方的面積是 0.05

0

臨界值 $d(a, \infty ; 0.05)$

圖 2.8.1

● 組 A 與組 B 的比較
　當 $|TAB| \geq d(a, \infty ; 0.05)$ 時，A 與 B 之間有差異。
　步驟 4 的檢定統計量是 −2.40227，因為
　$|TAB| = |{-2.40227}| \geq d(3, \infty ; 0.05) = 2.212$
　所以，A 與 B 之間有差異。
● 組 A 與組 C 之比較
　當 $|TAC| \geq d(a, \infty ; 0.05)$ 時，A 與 C 之間有差異。

步驟 4 的檢定統計量是 -2.19338，

因 $|TAC| = |{-2.19338}| < d(3, \infty ; 0.05) = 2.212$

所以，A 與 C 之間不能說有差異。

其中，$d(a, \infty ; 0.05)$ 可由以下數字中求出。

Dunnett 法的雙邊 5% 點

v \ a	2	3	4	5	6	7	8	9
2	4.303	5.418	6.065	6.513	6.852	7.123	7.349	7.540
3	3.182	3.866	4.263	4.538	4.748	4.916	5.056	5.176
4	2.776	3.310	3.618	3.832	3.994	4.125	4.235	4.328
5	2.571	3.030	3.293	3.476	3.615	3.727	3.821	3.900
6	2.447	2.863	3.099	3.263	3.388	3.489	3.573	3.644
7	2.365	2.752	2.971	3.123	3.239	3.332	3.409	3.476
8	2.306	2.673	2.880	3.023	3.132	3.219	3.292	3.354
9	2.262	2.614	2.812	2.948	3.052	3.135	3.205	3.264
10	2.228	2.568	2.759	2.891	2.990	3.070	3.137	3.194
11	2.201	2.532	2.717	2.845	2.941	3.019	3.084	3.139
12	2.179	2.502	2.683	2.807	2.904	2.977	3.040	3.097
13	2.160	2.478	2.655	2.776	2.868	2.942	3.004	3.056
14	2.145	2.457	2.631	2.750	2.840	2.913	2.973	3.024
15	2.131	2.439	2.610	2.727	2.816	2.887	2.947	2.997
16	2.120	2.424	2.592	2.708	2.796	2.866	2.924	2.974
17	2.110	2.410	2.577	2.691	2.777	2.847	2.904	2.953
18	2.101	2.339	2.563	2.676	2.762	2.830	2.887	2.935
19	2.093	2.388	2.551	2.663	2.747	2.815	2.871	2.919
20	2.086	2.379	2.540	2.651	2.735	2.802	2.857	2.905
60	2.000	2.265	2.410	2.508	2.582	2.642	2.691	2.733
80	1.990	2.252	2.394	2.491	2.564	2.623	2.671	2.712
100	1.984	2.244	2.385	2.481	2.554	2.611	2.659	2.700
120	1.980	2.238	2.379	2.475	2.547	2.604	2.651	2.692
240	1.970	2.235	2.364	2.458	2.529	2.585	2.632	2.672
360	1.967	2.221	2.359	2.453	2.523	2.579	2.626	2.665
$d(a, \infty ; 0.05) \rightarrow \infty$	1.960	2.212	2.349	2.442	2.511	2.567	2.613	2.652

〔**數據輸入類型**〕

SPSS 並未提供有 Steel 檢定的選項，因之使用 EXCEL 進行檢定。
將表 2.8.1 的數據如下輸入。

	A	B	C	D	E
1	A	B	C		
2	48	102	84		
3	65	98	106		
4	87	83	72		
5	62	117	99		
6	55	126	100		
7					
8					
9					
10					

因 Steel 檢定 SPSS 軟體並未提供，本節使用 EXCEL 進行分析。

Tea Break

2.9 Steel檢定步驟

〔統計處理的的步驟〕

步驟 1 將數據如下複製、貼上。

	A	B	C	D	E
1	A	B	C		
2	48	102	84		
3	65	98	106		
4	87	83	72		
5	62	117	99		
6	55	126	100		
7					
8	A	B	A	C	
9	48	102	48	84	
10	65	98	65	106	
11	87	83	87	72	
12	62	117	62	99	
13	55	126	55	100	
14					
15					

步驟 2 從 A14 拖曳到 B18，輸入
= RANK(A9 : B13 , A9 : B13 , 1)
再同時按住 Ctrl + Shift + Enter。
接著，從 C14 拖曳到 D18，輸入
= RANK(C9 : D13 , C9 : D13 , 1)
再同時按住 Ctrl + Shift + Enter。

	A	B	C	D	E
1	A	B	C		
2	48	102	84		
3	65	98	106		
4	87	83	72		
5	62	117	99		
6	55	126	100		
7					
8	A	B	A	C	
9	48	102	48	84	
10	65	98	65	106	
11	87	83	87	72	
12	62	117	62	99	
13	55	126	55	100	
14	1	8	1	6	
15	4	7	4	10	
16	6	5	7	5	
17	3	9	3	8	
18	2	10	2	9	
19					
20					

步驟 3　為了求等級和，
　　　　於 A19 的方格中輸入＝ SUM(A14：A18)
　　　　於 C19 的方格中輸入＝ SUM(C14：C18)

14	1	8	1	6	
15	4	7	4	10	
16	6	5	7	5	
17	3	9	3	8	
18	2	10	2	9	
19	16		17		
20					
21					

步驟 4 於 B21 的方格中，輸入
　　　　= 5*(2*5+1)/2
　　　　於 D21 的方格中，輸入
　　　　= 5^2*(2*5+1)/12

14	1	8	1	6	
15	4	7	4	10	
16	6	5	7	5	
17	3	9	3	8	
18	2	10	2	9	
19	16		17		
20					
21	E	27.5	V	22.91667	
22					
23					

步驟 5 為了求檢定統計量於
　　　　B23 的方格中輸入 = (A19－B21)/D21^0.5
　　　　D23 的方格中輸入 = (C19－B21)/D21^0.5

14	1	8	1	6	
15	4	7	4	10	
16	6	5	7	5	
17	3	9	3	8	
18	2	10	2	9	
19	16		17		
20					
21	E	27.5	V	22.91667	
22					
23	TAB	-2.40227	TAC	-2.19338	
24					
25					

步驟 6　爲了求檢定統計量的絕對值，於
　　　　　B24 的方格中輸入＝ ABS(B23)
　　　　　D24 的方格中輸入＝ ABS(D23)

8	A	B	A	C	
9	48	102	48	84	
10	65	98	65	106	
11	87	83	87	72	
12	62	117	62	99	
13	55	126	55	100	
14	1	8	1	6	
15	4	7	4	10	
16	6	5	7	5	
17	3	9	3	8	
18	2	10	2	9	
19	16		17		
20					
21	E	27.5	V	22.91667	
22					
23	TAB	-2.40227	TAC	-2.19338	
24		2.402272		2.193378	
25					
26					

步驟 7　與臨界值比較。
　　　　　臨界值 $= d(3, \infty ; 0.05) = 2.212$

	組 B	組 C
組 A	2.402272*	2.193378

因此，得知組 A 與組 B 之間有差異。

Note

第 3 章
2因子的變異數分析

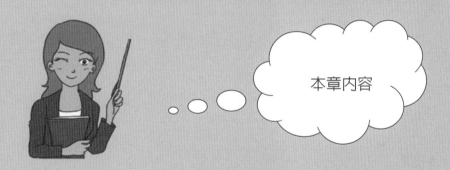

本章內容

3.1 2因子的變異數分析簡介

2因子（2元配置）變異數分析是有關如下數據類型之差異的檢定。

表 3.1.1　2因子的數據類型

因子A ＼ 因子B	水準	水準	水準
水準	*	*	*
水準	*	*	*
水準	*	*	*
水準	*	*	*

（註）因為是因子A，因子B，所以是2元配置

像這樣，因子有2個，因之2元配置的變異數分析可以考慮如下三種。

1. 無對應因子與無對應因子之情況
2. 無對應因子與有對應因子之情況
3. 有對應因子與有對應因子之情況

此處，就經常利用的 1. 與 2. 提出說明。

1. 無對應因子與無對應因子例：一般的變異數分析

表 3.1.2　調查藥劑的效果

藥劑時間 ＼ 藥劑量			因子B		
			水準 B_1	水準 B_2	水準 B_3
			100μg	600μg	2400μg
因子A	水準 A_1	3 小時	13.2 15.7 11.9	16.1 15.7 15.1	9.1 10.3 8.2
	水準 A_2	6 小時	22.8 25.7 18.5	24.5 21.2 24.2	11.9 14.3 13.7

藥劑時間＼藥劑量		因子 B		
		水準 B_1	水準 B_2	水準 B_3
		$100\mu g$	$600\mu g$	$2400\mu g$
水準 A_3	12 小時	21.8 26.3 32.1	26.9 31.3 28.3	15.1 13.6 16.2
水準 A_4	24 小時	25.7 28.8 29.5	30.1 33.8 29.6	15.2 17.3 14.8

（註）將無對應因子稱爲受試者間因子。

2.無對應因子與有對應因子例：重複測量的變異數分析

表 3.1.3　兩種飲料攝取後的心跳數

受試者	A 飲料中之心跳數之變化		
	運動前	90 分後	180 分後
陳一	44	120	153
林二	61	119	148
張三	67	157	167
李四	60	153	175
王五	61	139	162

←——有對應因子

運動前
↓
90 分後
↓
180 分後

受試者	D 飲料中之心跳數之變化		
	運動前	90 分後	180 分後
廖六	51	100	110
洪七	62	109	117
劉八	56	134	139
蔣九	57	140	161
胡十	59	126	137

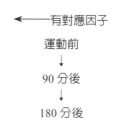

無對應因子
↓
A 飲料與 D 飲料

（註）有對應因子稱爲受試者內因子，如時間。無對應因子稱爲受試者間因子，如飲料水。

3.2 無對應因子與無對應因子之變異數分析

此 2 元配置的變異數分析的步驟如下：

步驟 1 首先檢定 2 因子 A 與 B 的交互作用。

假設 H_0：2 個因子間的交互作用不存在

如拒絕此假設時，則交互作用存在，因之無法針對各個因子檢定水準間之差。

步驟 2 假設不被拒絕時，則想成

「2 個因子之間不存在交互作用」。然後，

對因子 A 進行「假設 H_0：水準 A_1、A_2、A_3、A_4 之間無差異」

對因子 B 進行「假設 H_0：水準 B_1、B_2、B_3 之間無差異」

步驟 3 如步驟 2 的假設被拒絕時，得知水準間有差異，則進入「多重比較」。

試以具體例子來觀察。

（註）但是，依數據而異，有時可以不考慮交互作用的存在。

此時，將交互作用的變動移到誤差（＝殘差）的變動之中，

再製作變異數分析表。

SPSS 是利用

一般線性模型 (G) → 單變量 (U) → 模式 (M) → 建置自訂項目

以下的數據是就糖尿病患者組合飲食療法與運動療法之後測量血紅素 A_{1C}（HbA_{1C}）的結果，如表 3.2.1 表示。

表 3.2.1

飲食＼運動	睡覺	散步	慢走	游泳
1200Kcal	7.6 7.6 6.4 8.5	7.4 6.7 8.3 8.2	6.8 5.2 6.7 6.1	6.8 6.4 7.1 8.2
1600Kcal	7.3 8.1 8.3 7.5	8.6 7.2 8.5 7.6	7.2 6.5 5.5 7.3	6.5 6.9 7.0 6.8

飲食 　　　運動	睡覺	散步	慢走	游泳
2000Kcal	8.2	7.9	7.2	7.8
	7.1	8.7	7.4	7.4
	8.4	8.3	8.1	6.8
	7.2	7.5	7.7	6.0

（註）運動療法（無對應因子）分成 4 個水準。

　　　飲食療法（無對應因子）分成 3 個水準。

想知道的事情是：「在 4 種運動中治療效果有無差異嗎？」

〔**數據輸入類型**〕

表 3.2.1 的數據如下輸入。

	飲食療法	運動療法	血色素	var
1	1	1	7.6	
2	1	1	7.6	
3	1	1	6.4	
4	1	1	8.5	
5	2	1	7.3	
6	2	1	8.1	
7	2	1	8.3	
8	2	1	7.5	
9	3	1	8.2	
10	3	1	7.1	
11	3	1	8.4	
12	3	1	7.2	
13	1	2	7.4	
14	1	2	6.7	
15	1	2	8.3	
16	1	2	8.2	
17	2	2	8.6	
18	2	2	7.2	
19	2	2	8.5	
20	2	2	7.6	
21	3	2	7.9	
22	3	2	8.7	
23	3	2	8.3	
24	3	2	7.5	
25	1	3	6.8	
26	1	3	5.2	
27	1	3	6.7	
28	1	3	6.1	
29	2	3	7.2	

	30	2	3	6.5	
	31	2	3	5.5	
	32	2	3	7.3	
	33	3	3	7.2	
	34	3	3	7.4	
	35	3	3	8.1	
	36	3	3	7.7	
	37	1	4	6.8	
	38	1	4	6.4	
	39	1	4	7.1	
	40	1	4	8.2	
	41	2	4	6.5	
	42	2	4	6.9	
	43	2	4	7.0	
	44	2	4	6.8	
	45	3	4	7.8	
	46	3	4	7.4	
	47	3	4	6.8	
	48	3	4	7.0	

（註）飲食療法 1200Kcal…1　　　　運動療法 睡覺…1
　　　　　　　1600Kcal…2　　　　　　　　　散步…2
　　　　　　　2000Kcal…3　　　　　　　　　慢走…3
　　　　　　　　　　　　　　　　　　　　　　游泳…4

Note

3.3 無對應因子與無對應因子之變異數分析的步驟

〔統計處理步驟〕

步驟 1 數據輸入結束後,點選分析 (A)。從清單中選擇一般線性模式 (G),接著選擇單變異數 (U)。

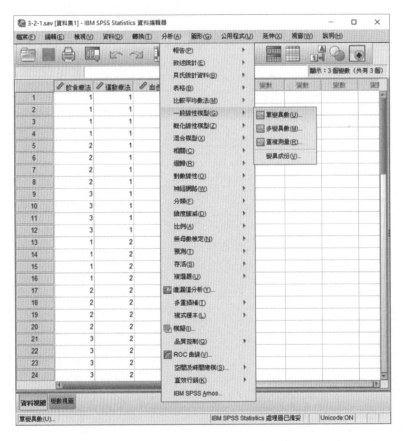

(註) SPSS 稱為單變異數,稱為單變量,較為合適。

步驟 2 如以下將血紅素移到依變數 (D) 的方框中,飲食療法與運動療法移到固定因子 (F) 的方框中,然後點選事後 (H) 檢定。

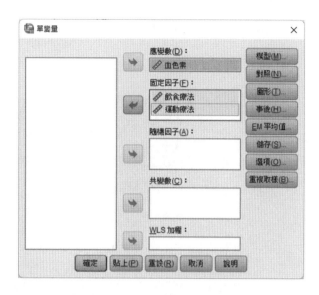

步驟 3　出現以下畫面時，將運動療法移到事後 (P) 檢定的方框中，勾選 Tukey(T)，再按 繼續。

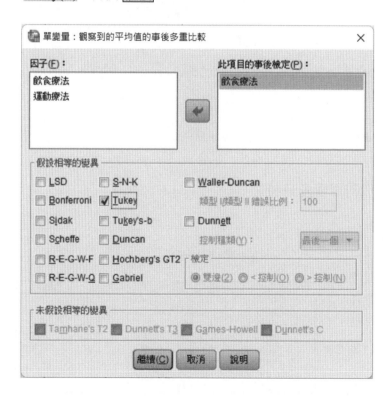

步驟 4 回到以下畫面時，按一下 確定 。

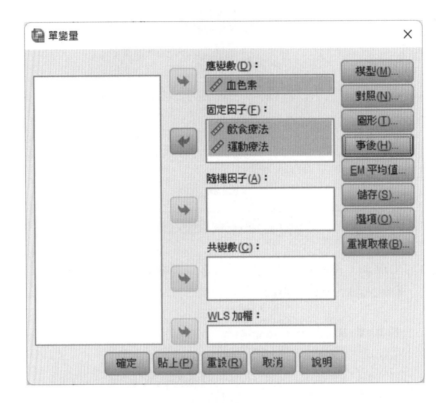

〔SPSS 輸出 ·1〕－無對應因子與無對應因子的變異數分析

➡ **變異數的單變量分析**

受試者間效應項的檢定

依變數：血色素

來源	型 III 平方和	自由度	平均平方和	F檢定	顯著性	
校正後的模式	14.752ᵃ	11	1.341	3.258	.004	
截距	2603.380	1	2603.380	6325.067	.000	
飲食療法	2.465	2	1.233	2.995	.063	←②
運動療法	9.606	3	3.202	7.779	.000	←③
飲食療法＊運動療法	2.681	6	.447	1.086	.389	←①
誤差	14.817	36	.412			
總和	2632.950	48				
校正後的總數	29.570	47				

a. R 平方 = .499 (調過後的R 平方 = .346)

〔輸出結果的判讀法 · 1〕

步驟 1　2 因子的變異數分析首先是進行交互作用的檢定。

假設 H_0：飲食療法與運動療法之間無交互作用。

觀察①的地方，

F 值（檢定統計量）=1.086，顯著機率 =0.389

以圖形表示此二值時，即為如下。

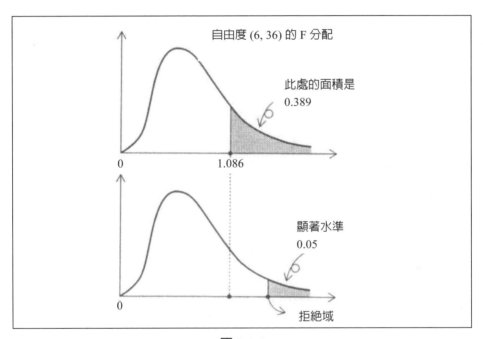

圖 3.3.1

因此，接受虛無假設 H_0，認為飲食療法與運動療法之間沒有交互作用。

步驟 2　就飲食療法進行差之檢定。

假設 H_0：1200Kcal、1600Kcal、2000Kcal 之間無差異。

觀察②的地方，

F 值（檢定統計量）=2.995，顯著機率 =0.063

因為顯著機率 =0.063 > 顯著水準 0.05

因之接受虛無假設 H_0。

因此，3 個水準 1200Kcal、1600Kcal、2000Kcal 間不能說有顯著差異。

就運動療法進行差之檢定。

假設 H_0：睡覺、散步、慢走、游泳之間無差異。

觀察③的地方，

　　　F 值（檢定統計量）=7.779，顯著機率 =0.000

因為

　　顯著機率 0.000 < 顯著水準 0.05

所以拒絕虛無假設 H_0。

因此，睡覺、散步、慢走、游泳的 4 個水準間得知有差異。

也就是說，以下就是多重比較了！

步驟 3　進行多重比較看看。

　　　此輸出結果是……。▭⟹（下頁）。

〔SPSS 輸出・2〕－無對應因子與無對應因子的變異數分析

Post Hoc 檢定

運動療法

多重比較

依變數:血色素
Tukey HSD

(I)運動療法	(J)運動療法	平均數差異 (I-J)	標準誤	顯著性	95% 信賴區間 下限	95% 信賴區間 上限
1	2	-.225	.262	.826	-.930	.480
	3	.875*	.262	.010	.170	1.580
	4	.625	.262	.098	-8.040E-02	1.330
2	1	.225	.262	.826	-.480	.930
	3	1.100*	.262	.001	.395	1.805
	4	.850*	.262	.013	.145	1.555
3	1	-.875*	.262	.010	-1.580	-.170
	2	-1.100*	.262	.001	-1.805	-.395
	4	-.250	.262	.776	-.955	.455
4	1	-.625	.262	.098	-1.330	8.040E-02
	2	-.850*	.262	.013	-1.555	-.145
	3	.250	.262	.776	-.455	.955

←④

以觀察的平均數為基礎。

*. 在水準 .05 上的平均數差異顯著。

〔**輸出結果的判讀法 · 2**〕

④ 多重比較的看法很簡單。

平均數差異該欄的數值旁有加上 * 的地方是有差異。

因此，有差異的組合是

「睡覺」與「慢走」◀──── 1 與 3

「散步」與「慢走」◀──── 2 與 3

「散步」與「游泳」◀──── 2 與 4

3.4 無對應因子與有對應因子之變異數分析

此 2 因子的變異數分析的步驟如下。

步驟 1 首先，進行 2 因子 A 與 B 的交互作用的檢定。

假設 H_0：2 個因子之間無交互作用。

步驟 2 如拒絕此假設時，交互作用即存在。以圖形表現交互作用時即為如下。

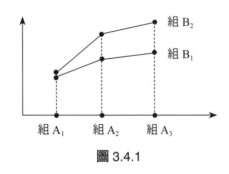

圖 3.4.1

因此，得知組 B_1 與組 B_2 的變化類型是相同的。

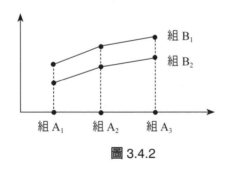

圖 3.4.2

以下的數據是在葡萄糖負荷實驗中胰島素（Insulin）分泌動態調查之結果。

想知道的事情是……。

「各組中胰島素變化之類型有無差異呢？」

表 3.4.1　正常人之組

NO.	用藥前	60 分後	120 分後	180 分後
1	9.7	40.5	32.5	15.4
2	10.1	36.5	35.1	17.5
3	9.4	43.5	28.8	19.2
4	8.9	38.7	33.8	14.1
5	11.1	45.3	36.1	18.9

表 3.4.2　邊緣型者之組

NO.	用藥前	60 分後	120 分後	180 分後
1	7.4	35.7	34.3	23.9
2	5.6	30.4	27.4	21.5
3	6.4	38.4	35.1	26.7
4	8.8	33.9	30.9	28.7
5	5.9	31.1	32.9	27.2

表 3.4.3　糖尿病者之組

NO.	用藥前	60 分後	120 分後	180 分後
1	5.4	10.1	15.4	14.7
2	6.2	15.9	20.8	16.2
3	5.5	18.8	19.4	17.1
4	3.9	19.1	19.8	15.6
5	4.9	11.3	12.4	10.5

〔數據輸入類型〕

表 3.4.1～3.4.3 的數據如下輸入。

	🐵組	⬭用藥前	⬭用藥60分	⬭用藥120	⬭用藥180	變數	變數	變數	
1	1	9.7	40.5	32.5	15.4				
2	1	10.1	36.5	35.1	17.5				
3	1	9.4	43.5	28.8	19.2				
4	1	8.9	38.7	33.8	14.1				
5	1	11.1	45.3	36.1	18.9				
6	2	7.4	35.7	34.3	23.9				
7	2	5.6	30.4	27.4	21.5				
8	2	6.4	38.4	35.1	26.7				
9	2	8.8	33.9	30.9	28.7				
10	2	5.9	31.1	32.9	27.2				
11	3	5.4	10.1	15.4	14.7				
12	3	6.2	15.9	20.8	16.2				
13	3	5.5	18.8	19.4	17.1				
14	3	3.9	19.1	19.8	15.6				
15	3	4.9	11.3	12.4	10.5				
16									
17									
18									

3-4-3.sav [資料集1] - IBM SPSS Statistics 資料編輯器

檔案(F)　編輯(E)　檢視(V)　資料(D)　轉換(T)　分析(A)　圖形(G)　公用程式(U)　延伸(X)　視窗(W)　說明(H)

顯示：5個變數（共有5個）

資料視圖　變數視圖

IBM SPSS Statistics 處理器已備妥　　Unicode:ON

Note

3.5 無對應因子與有對應因子之變異數分析的步驟

【統計處理之步驟】

步驟 1　數據輸入結束後，點選分析 (A)，從清單選擇一般線型模式 (G)，再選擇重複測量 (R)。

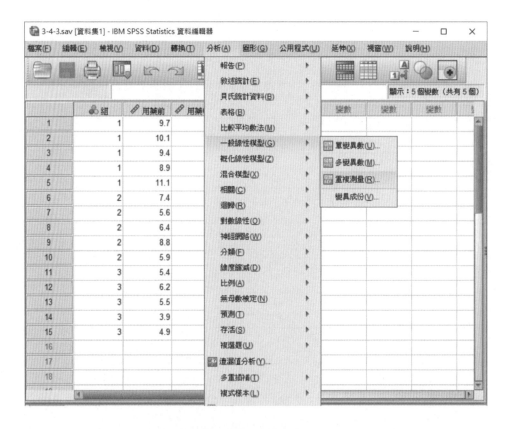

步驟 2　將時間移到受試者內因子的名稱 (W) 方框中，水準是用藥前、60 分後、120 分後、180 分後的 4 個水準，所以在層次數 (L) 的方框中輸入 4。按一下新增 (A)，當變成時間 (4) 時，再按一下定義 (F)。

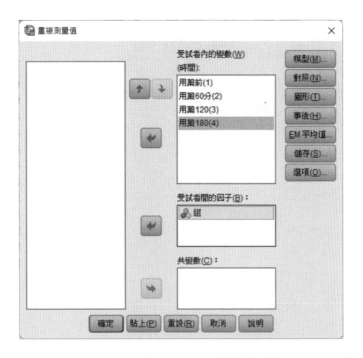

步驟 3 　按用藥前、60 分後、120 分後、180 分後的順序移到受試者內變數 (W) 的方框中。將組移到受試者間的因子 (B) 的方框中，按一下圖形 (T)。

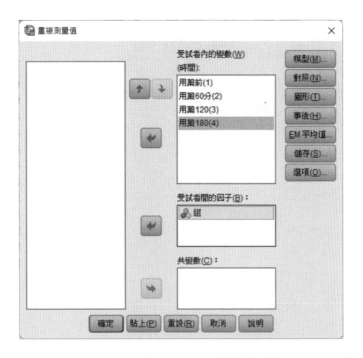

步驟 4 變成以下畫面時，將時間移到 水平軸 (H)，組移到 單獨的線條 (S) 中，按 新增 (A)。

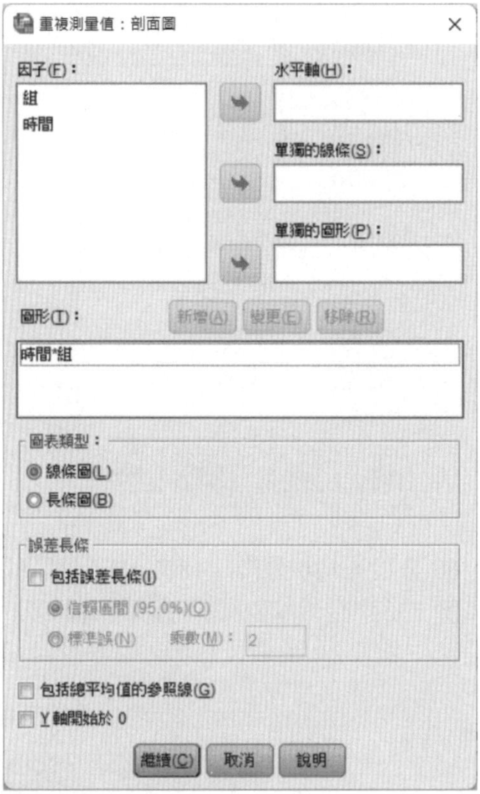

步驟 5 在 圖形 (T) 下方的方框中，呈現如上圖時，按 繼續 ，回到步驟 3 的畫面時，按 確定 。

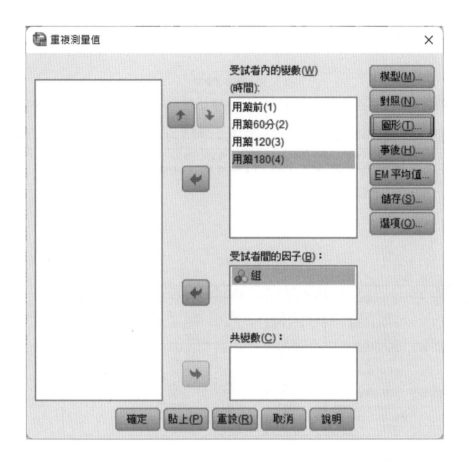

在正常、邊緣、糖尿病之 3 組中想進行多重比較時，請按一下事後 (H)。

Tea Break

【SPSS 輸出 ‧1】—無對應因子分析與有對應因子之變異數分析

Mauchly 球形檢定[b]

測量: MEASURE_1

| 受試者內效應項 | Mauchly's W | 近似卡方分配 | 自由度 | 顯著性 | Epsilon[a] | | |
					Greenhouse-Geisser	Huynh-Feldt值	下限
時間	.746	3.148	5	.678	.861	1.000	.333

檢定正交化變數轉換之依變數的誤差共變量矩陣的虛無假設,是識別矩陣的一部份。

  a. 可用來調整顯著性平均檢定的自由度。改過的檢定會顯示在 "Within-Subjects Effects" 表檢定中。

  b. 設計: Intercept+ 組
    受試者內設計: 時間

← ①

受試者內效應項的檢定

測量: MEASURE_1

來源		型 III 平方和	自由度	平均平方和	F 檢定	顯著性
時間	假設為球形	4738.412	3	1579.471	323.114	.000
	Greenhouse-Geisser	4738.412	2.582	1834.850	323.114	.000
	Huynh-Feldt值	4738.412	3.000	1579.471	323.114	.000
	下限	4738.412	1.000	4738.412	323.114	.000
時間*組	假設為球形	1080.497	6	180.083	36.840	.000
	Greenhouse-Geisser	1080.497	5.165	209.200	36.840	.000
	Huynh-Feldt值	1080.497	6.000	180.083	36.840	.000
	下限	1080.497	2.000	540.249	36.840	.000
誤差 (時間)	假設為球形	175.978	36	4.888		
	Greenhouse-Geisser	175.978	30.989	5.679		
	Huynh-Feldt值	175.978	36.000	4.888		
	下限	175.978	12.000	14.665		

← ②

【輸出結果的判讀法 ‧1】

① 在 Mauchly 的球面性檢定中,顯著性 (的顯著機率) 比顯著水準 0.05 小,
則球面性的假定不成立,因之有需要利用 Greenhouse-Geisser 或 Huynh-Feldt 修正 Episilon。

② 其次,在受試者內效果的檢定中,觀察時間與組的交互作用。
假設 H_0:時間與組之間無交互作用
由於顯著性 0.000 比顯著水準 0.05 小,因之虛無假設 H_0 被拒絕。
因此,得知時間與組之間有交互作用。
有交互作用是意指什麼呢?
請看下圖,當可立刻明白。

【SPSS 輸出 · 2】

剖面圖

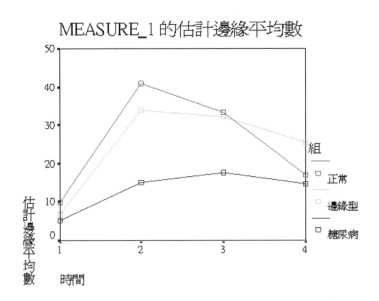

【輸出結果的判讀法 · 2】

③ 此 3 條線是表示各組的變化類型。

如觀察圖形時

組 1

在正常的組中，用藥 60 分後，胰島素雖然增加，但 180 分後，即恢復成用藥前的狀態。

組 2

在邊緣型的組中，即使用藥 180 分後，胰島素也並未怎麼減少。

組 3

在糖尿病的組中，用藥後，胰島素並不怎麼增加。

換言之，3 組的變化類型是分別不同的。

此乃是交互作用的存在。

因此，交互作用之存在，說明

「3 個組的變化類型有差異」。

第 4 章
Logistic迴歸分析

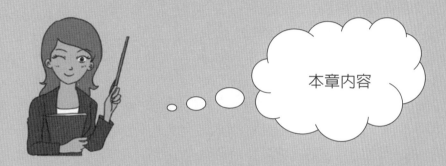

本章內容

4.1 Logistic迴歸分析簡介

所謂的迴歸分析是指在說明變量 $x_1, x_2, \cdots, x_p$ 與目的變量 y 之間建立

$$log\frac{y}{1-y} = \beta_1 x_1 + \beta_2 x_2 + ... + \beta_p x_p + \beta_0$$

或者

$$\frac{y}{1-y} = Exp(\beta_1 x_1 + \beta_2 x_2 + ... + \beta_p x_p + \beta_0)$$

之關係式的手法。

以下的變數變換，稱為 Logistic 變換。

$$y \to log\frac{y}{1-y}$$

但是，迴歸分析的模式是像以下的 1 次方程式，即

$$y = \beta_1 x_1 + \beta_2 x_2 + ... + \beta_p x_p + \beta_0$$

因此，Logistic 迴歸分析感覺上是以下兩種方法的合成，即

Logistic 變換 + 迴歸分析。

表 4.1.1

y	$\log(y/(1-y))$
0.001	−6.9067548
0.05	−5.29330.48
0.01	−4.5951199
0.05	−2.944439
0.1	−2.1972246
0.15	−1.7346011
0.2	−1.3862944
0.25	−1.0986123
0.3	−0.8472979
0.35	−0.6190392
0.4	−0.4054651
0.45	−0.2006707
0.5	0
0.55	0.2006707
0.6	0.40516511
0.65	0.61903921
0.7	0.84729786
0.75	1.09861229
0.8	1.38629436
0.85	1.73460106
0.9	2.19722458
0.95	2.94443898
0.99	4.59511985
0.995	5.29330482
0.999	6.90675478

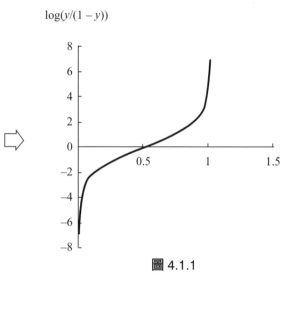

圖 4.1.1

■ Logistic 迴歸係數 β 的意義

Logistic 迴歸係數 β 是意謂什麼？

因此，在 Logistic 迴歸式，

$$log \frac{y}{1-y} = \beta_1 x_1 + \beta_2 x_2 + \beta_3 x_3 + \beta_0$$

的 (x_1, x_2, x_3) 中分別代入 $(1, 1, 1)$ 與 $(1, 2, 1)$。

1. (x_1, x_2, x_3) 中代入 $(1, 1, 1)$ 時

$$log \frac{y_1}{1-y_1} = \beta_1 \cdot 1 + \beta_2 \cdot 1 + \beta_3 \cdot 1 + \beta_0$$
$$= \beta_1 + \beta_2 + \beta_3 + \beta_0$$

2. (x_1, x_2, x_3) 中代入（1,2,1）時

$$log \frac{y_2}{1-y_2} = \beta_1 \cdot 1 + \beta_2 \cdot 2 + \beta_3 \cdot 1 + \beta_0$$
$$= \beta_1 + 2\beta_2 + \beta_3 + \beta_0$$

將此 2 式相減時，

$$\log \frac{y_2}{1-y_2} - \log \frac{y_1}{1-y_1} = (\beta_1 + 2\beta_2 + \beta_3 + \beta_0) - (\beta_1 + \beta_2 + \beta_3 + \beta_0)$$

$$\log \frac{y_2}{1-y_2} - \log \frac{y_1}{1-y_1} = \beta_2$$

$$\log \frac{\dfrac{y_2}{1-y_2}}{\dfrac{y_1}{1-y_1}} = \beta_2$$

其中，$\dfrac{y_1}{1-y_1}$ 稱爲 odds，$\dfrac{\dfrac{y_2}{1-y_2}}{\dfrac{y_1}{1-y_1}}$ 稱爲 odds 比，$\log \dfrac{\dfrac{y_2}{1-y_2}}{\dfrac{y_1}{1-y_1}}$ 稱爲對數 odds 比。

換言之，β_2 是表示

$\beta_2 = $ 說明變量 x_2 只變化 1 單位時的對數 odds 比。

將對數 odds 比變換成 odds 比時，即爲，

$$\frac{\dfrac{y_2}{1-y_2}}{\dfrac{y_1}{1-y_1}} = \exp(\beta_2)$$

將分母移項時，

$$\frac{y_2}{1-y_2} = \exp(\beta_2) \times \frac{y_1}{1-y_1}$$

亦即，

(1, 2, 1) 的 odds 比 = Exp(β_2)×(1, 1, 1) 的 odds 比。

因此，將 odds 想成生病的風險時，譬如，

說明變數 x_2	性別
$x_2 = 1$	女性
$x_2 = 2$	男性

則似乎可以表現為

　　「男性生病的風險，是女性生病的風險的 Exp(β_2) 倍」。

以下的數據是針對腦中風與飲酒量・血液 GGT・抽煙・收縮期血壓之關係所調查的結果。

試根據此數據，調查腦中風的危險因子是什麼？

Tea Break

雖然 odds 比中文雖稱為勝算比，但在使用上也仍然稱為 odds 比。記得 odds 比的 odds 是要加 "s" 的。

表 4.1.2

	腦中風	性別	飲酒量	ggt	抽煙	血壓
1	無 ▼	女	.8	8.5	略微	129.1
2	無	女	1.5	8.3	略微	129.1
3	有	女	.7	40.9	多	143.1
4	有	女	1.0	31.4	多	131.6
5	有	女	1.7	28.5	多	140.6
6	無	女	1.6	18.4	多	139.6
7	有	女	1.8	23.1	多	147.2
8	有	女	1.0	24.1	普通	147.2
9	有	男	3.1	59.1	略微	153.8
10	有	男	3.2	57.1	略微	153.8
11	有	男	7.7	63.1	略微	160.1
12	有	男	7.4	60.1	略微	160.1
13	有	男	2.5	56.7	無	149.6
14	有	男	6.0	57.6	無	149.6
15	無	女	1.6	21.7	多	143.3
16	有	女	1.7	36.2	普通	143.3
17	有	男	3.4	54.7	略微	135.3
18	有	男	2.6	44.6	略微	135.3
19	有	女	1.3	30.0	普通	133.1
20	有	女	1.3	21.2	略微	133.1
21	無	男	3.8	19.5	略微	145.2
22	無	男	3.7	19.2	略微	145.2
23	無	女	1.0	9.5	無	126.8
24	無	女	.7	9.3	略微	131.0
25	無	女	.9	8.9	無	124.0
26	有	女	1.1	10.0	略微	131.0
27	無	男	3.8	19.5	無	142.1
28	無	男	2.9	19.3	無	142.1
29	無	男	7.2	47.3	無	139.6
30	有	男	7.4	42.3	無	139.6
31	無	女	.9	9.5	無	129.8
32	無	女	1.1	9.2	無	122.5
33	無	女	.8	8.3	無	126.0
34	無	女	1.5	8.8	無	126.0
35	無	男	4.0	17.4	無	135.7
36	無	男	2.5	17.7	無	135.7
37	無	男	4.7	12.5	略微	147.9
38	無	男	4.9	13.5	略微	147.9
39	無	男	3.9	27.4	略微	125.3
40	無	男	3.1	27.0	略微	125.3
41						

【數據輸入類型】

表 4.1.2 的數據如下輸入。

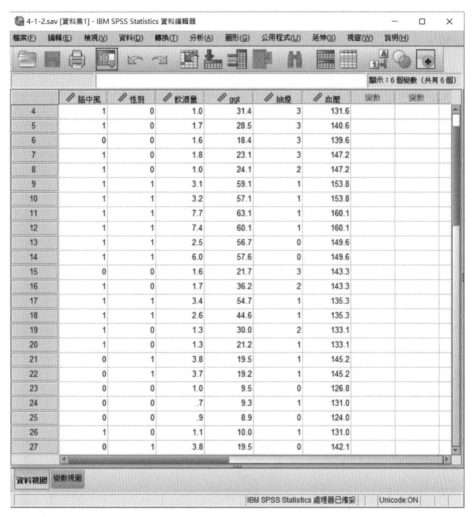

（註）腦中風　　　性別　　　　抽煙
　　無…0　　　女性…0　　　無…0
　　有…1　　　男性…　　　少…1
　　　　　　　　　　　　　　普通…2
　　　　　　　　　　　　　　多…3

4.2 Logistic迴歸分析的步驟

【統計處理之步驟】

步驟 1　數據輸入結束後，從分析 (A) 的清單中，選擇迴歸 (R)，接著，選擇二元 Logistic(G)。

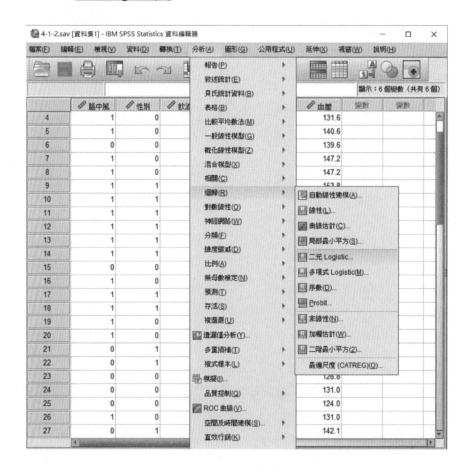

步驟 2　變成以下畫面時，將腦中風移到應變數 (D) 的方框中，性別、飲酒量、GGT、抽煙、血壓，移到共變數 (C) 的方框中，而性別是類別數據，所以按一下種類 (G)。

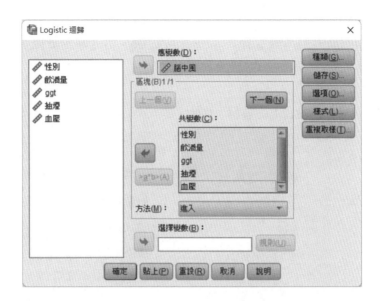

步驟 3　變成以下畫面時，將性別移到種類共變數 (T) 的方框中。接著，在
　　　　　變更比對之處，將參考類別：當成第一個 (F)，再按變更 (H)。變
　　　　　成性別（指標（第一個））時，再按繼續。

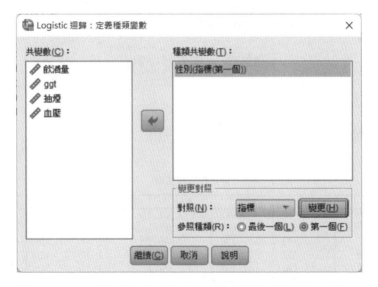

（註）0 是第 1 個，1 是最後 1 個，所以女性成為參考類別。
　　　抽煙是類別數據，因分成 4 級，此處當作數值數據。

步驟 4　回到步驟 2 的畫面時，按一下儲存 (S)。變成以下畫面時，在預測值的地方勾選機率 (P)。接著，按繼續。再度回到步驟 2 的畫面，按確定。

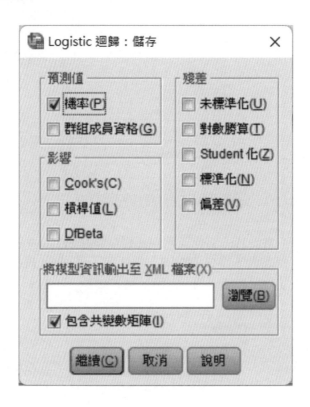

【SPSS 輸出 · 1】— Logistic 迴歸分析

變數在方程式中

		B	S.E.	Wald	自由度	顯著性。	Exp(B)
步驟 1³	性別(1)	-5.615	4.913	1.306	1	.253	.004
	飲酒量	-.905	.880	1.058	1	.304	.404
	GGT	.333	.138	5.806	1	.016	1.395
	抽煙	-1.092	1.301	.705	1	.401	.336
	血壓	.120	.198	.370	1	.543	1.128
	常數	-19.398	24.834	.610	1	.435	.000

a. 在步驟 1 中選入的變數：性別, 飲酒量, GGT, 抽煙, 血壓.

【輸出結果的判讀法 · 1】

① 如觀察 β（= 係數）的地方，得知迴歸式成爲

$$log \frac{y}{1-y} = -5.618 \times 性別 - 0.905 \times 飲酒量 + 0.333 \times GGT - 1.093 \times 抽煙$$
$$+ 0.12 \times 血壓 - 19.407$$

② 重要的是顯著機率。

如觀察飲酒量的地方，因顯著機率是 0.304，大於顯著水準 0.05，所以無法拒絕

假設 H_0：飲酒量不是腦中風的危險因子

如觀察 GGT 的地方，因顯著機率是 0.016，小於顯著水準 0.05，所以可以拒絕

假設 H_0：GGT 不是腦中風的危險因子

因此，血液中的 GGT 如增加時，可知有腦中風的危險。

$Exp(\beta)$ 之值是 1.395，可以想成 GGT 如增加 1 時，腦中風的風險即變成 1.39 倍。

【SPSS 輸出 · 2】 — Logistic 迴歸分析

	腦中風	性別	飲酒量	ggt	抽煙	血壓	pre_1	var
1	0	0	.8	8.5	1	129.1	.05370	
2	0	0	1.5	8.3	1	129.1	.02740	
3	1	0	.7	40.9	3	143.1	.99945	
4	1	0	1.0	31.4	3	131.6	.93615	
5	1	0	1.7	28.5	3	140.6	.89737	
6	0	0	1.6	18.4	3	139.6	.22765	
7	1	0	1.8	23.1	3	147.2	.74545	
8	1	0	1.0	24.1	2	147.2	.96171	
9	1	1	3.1	59.1	1	153.8	.99990	
10	1	1	3.2	57.1	1	153.8	.99979	
11	1	1	7.7	63.1	1	160.1	.99922	
12	1	1	7.4	60.1	1	160.1	.99840	
13	1	1	2.5	56.7	0	149.6	.99993	
14	1	1	6.0	57.6	0	149.6	.99877	
15	0	0	1.6	21.7	3	143.3	.57957	
16	1	0	1.7	36.2	2	143.3	.99786	
17	1	1	3.4	54.7	1	135.3	.99492	
18	1	1	2.6	44.6	1	135.3	.93349	
19	1	0	1.3	30.0	2	133.1	.96158	
20	1	0	1.3	21.2	1	133.1	.79968	
21	0	1	3.8	19.5	1	145.2	.00366	
22	0	1	3.7	19.2	1	145.2	.00363	
23	0	0	1.0	9.5	0	126.8	.12988	
24	0	0	.7	9.3	1	131.0	.09245	
25	0	0	.9	8.9	0	124.0	.08725	
26	1	0	1.1	10.0	1	131.0	.08216	
27	0	1	3.8	19.5	0	142.1	.00749	
28	0	1	2.9	19.3	0	142.1	.01570	

↑
③

【輸出結果的判讀法 ‧2】

③ 輸出結果的 pre-1 是計算預測機率。

譬如，觀察 NO.6 的人時，pre-1 是 0.22756。

亦即，此人的腦中風的預測機率是 22.7565%。

$$（註）log \frac{y}{1-y} = -5.618 \times 0 - 0.905 \times 1.6 + 0.333 \times 18.4 - 1.093 \times 3 +$$
$$0.12 \times 139.6 - 19.407$$
$$= -1.2596$$

$$\frac{y}{1-y} = 0.28377$$

$$y = \frac{0.28377}{1+0.28377} = 0.22104$$

* 似乎略有偏差（數字四捨五入之關係）。

第 5 章
Probit 分析

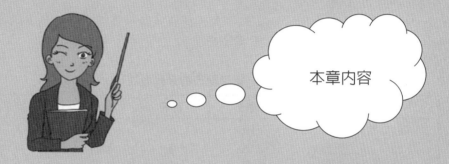

本章內容

5.1 Probit分析簡介

所謂 probit 分析是在共變量 $x_1, x_2, \cdots x_p$ 與目的變數 y 之間建立如下關係式之手法，即

$$ptobit(y) = \beta_1 x_1 + \beta_2 x_2 + \cdots + \beta_p x_p + \beta_0$$

以 probit 分析的目的變數來說，大多列舉比率，因之模式變成，

$$ptobit(\text{比率}) = \beta_1 x_1 + \beta_2 x_2 + \cdots + \beta_p x_p + \beta_0$$

以下的數據是就牙膏中所含的氟化物之濃度與刷牙時間、蛀牙之關係所調查的結果。

註：雖與分析並無直接關係，但作為分析的輔助所使用的變量稱為共變量（covariate），亦即間接利用的變量。

表 5.1.1　氟素配方的牙膏與蛀牙

NO.	公司名	濃度	時間	總齒數	蛀牙數
1	L	950	1	26	3
2	L	970	3	27	0
3	L	970	5	22	0
4	L	955	4	24	1
5	L	960	1	24	2
6	S	900	5	25	0
7	S	920	5	26	2
8	S	950	1	21	2
9	S	950	2	22	3
10	S	925	1	23	2
11	K	850	2	20	4
12	K	850	4	21	1
13	K	880	5	24	2
14	K	880	2	23	4
15	K	850	4	22	1

因此，此資料的情形，模式是

$$\text{probit}(\frac{\text{蛀牙數}}{\text{總齒數}}) = \beta_1 \times \text{氟化物濃度} + \beta_2 \times \text{刷牙時間} + \beta_0$$

由此式即可調查

「要將氟化物濃度變成多少時，蛀牙率會減少多少？」

或者

「將蛀牙率控制在 5% 時，要將刷牙時間設定成多少才好？」

【數據輸入類型】

表 5.1.1 的數據如下輸入。

	公司名	濃度	時間	總齒數	蛀蟲數	var
1	1	950	1	26	3	
2	1	970	3	27	0	
3	1	970	5	22	0	
4	1	955	4	24	1	
5	1	960	1	24	2	
6	2	900	5	25	0	
7	2	920	5	26	2	
8	2	950	1	21	2	
9	2	950	2	22	3	
10	2	925	1	23	2	
11	3	850	2	20	4	
12	3	850	4	21	1	
13	3	880	5	24	2	
14	3	880	2	23	4	
15	3	850	4	22	1	

	公司名	濃度	時間	總齒數	蛀蟲數	var
1	L公司	950	1	26	3	
2	L公司	970	3	27	0	
3	L公司	970	5	22	0	
4	L公司	955	4	24	1	
5	L公司	960	1	24	2	
6	S公司	900	5	25	0	
7	S公司	920	5	26	2	
8	S公司	950	1	21	2	
9	S公司	950	2	22	3	
10	S公司	925	1	23	2	
11	K公司	850	2	20	4	
12	K公司	850	4	21	1	
13	K公司	880	5	24	2	
14	K公司	880	2	23	4	
15	K公司	850	4	22	1	

（註）1：L 公司　2：S 公司　3：K 公司。

5.2 Probit分析的步驟

【統計處理之步驟】

步驟1 數據輸入結束後，點選分析(A)，選擇迴歸(R)之中的Probit分析(P)。

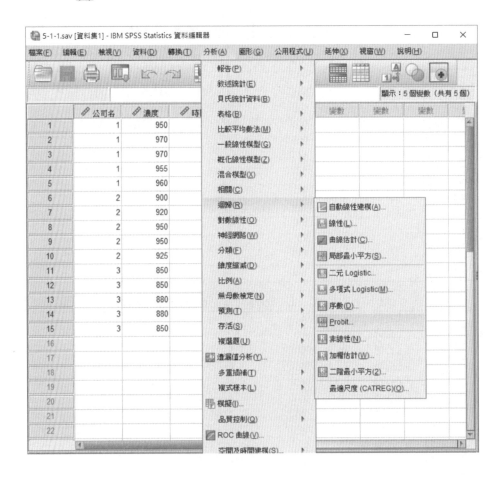

步驟 2　將蛀牙數移到 回應次數 (S) 的方框中，將總齒數移到 觀測值總計 (T) 的方框中。
　　　　其次，將公司名移到 因子 (F) 的方框中，形成公司名（？？），按一下 定義範圍 (E)。

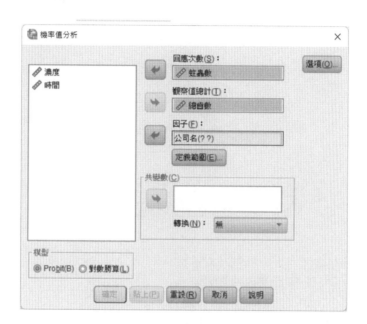

步驟 3　出現一個小型對話框，在 最小值 (N) 的地方輸入 1，在 最大值 (X) 的地方數入 3。接著，按 確定。

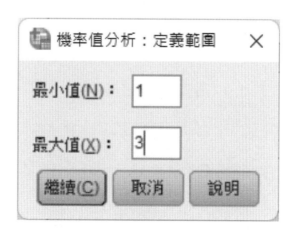

步驟 4 最後，將濃度與時間移到共變數 (C) 的方框中即告完成。

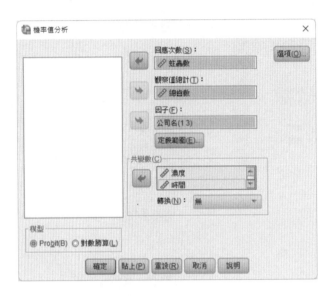

步驟 5 試在畫面右上方的選項 (O) 按一下。
於是，有平行假設檢定 (P)
因之，如下將它勾選。

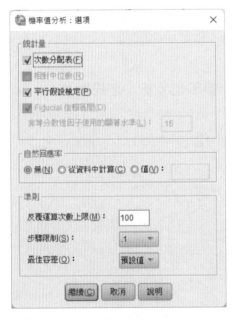

（註）此數據是將最大疊代（反層級數）設為 100。

步驟 **6**　按 繼續 時，回到以下的畫面，之後只要按 確定 。

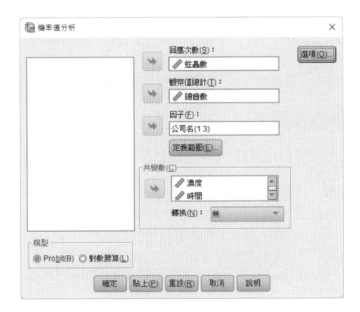

【SPSS 輸出 ·1】— Probit 分析

參數估計值

參數		估計	標準誤	Z	顯著性	95% 信賴區間	
						下限	上限
Probit[a] 濃度		.002	.007	.298	.766	-.012	.017	←①
時間		-.190	.073	-2.585	.010	-.334	-.046	
截距[b]	L公司	-3.330	7.124	-.467	.640	-10.454	3.794	
	S公司	-3.001	6.947	-.432	.666	-9.948	3.945	←②
	K公司	-2.516	6.439	-.391	.696	-8.955	3.922	

a. Probit 模型：PROBIT(p) = 截距 + BX

b. 對應於分組變數 公司名。

卡方檢定

		卡方檢定	自由度[a]	顯著性	
Probit	皮爾森 (Pearson) 適合度檢定	7.526	10	.675	←④
	平行檢定	4.331	2	.115	←③

a. 基於個別觀察值的統計量不同於基於聚集觀察值的統計量。

【輸出結果的判讀法 ·1】

① + ② 針對 3 組的 probit 模式是

L 公司 probit（蛀牙率）= 0.0022× 氟化物濃度 – 0.1899× 刷牙時間 –
    3.33022

S 公司 probit（蛀牙率）= 0.0022× 氟化物濃度 – 0.1899× 刷牙時間 –
    3.00114

K 公司 probit（蛀牙率）= 0.0022× 氟化物濃度 – 0.1899× 刷牙時間 –
    2.51641

Coeff./S.E. 是以下的假設之檢定統計量，當此值的絕對值比 1.96（=
$Z(0.025)$）時，

「假設 H_0：probit 模式的係數為 0」

即可拒絕假設 H_0。譬如，觀察刷牙時間由於是 -2.58466，所以刷牙時間
的係數不是 0。亦即，刷牙時間對蛀牙是有意義的。

③ 平行性檢定

如觀察① + ②的 probit 模式時，3 個組的係數均相同，其理由是依據此
處的平行性檢定。

「假設 H_0：3 個組的模式係數相等」。

亦即，平行性的檢定統計量 4.331 的顯著性（的顯著機率）p = 0.115 比
顯著水準 $\alpha = 0.05$ 大，因之無法拒絕假設 H_0。

因此，3 個組的係數即可當作相同。

④ 模式的適合度檢定

此乃檢定「假設 H_0：所求出的 probit 模式非常適配」。

因顯著性（的顯著機率）p = 0.675 比顯著水準 $\alpha = 0.05$ 大，因之此假設
H_0 無法拒絕。因之，可以想成所求出的模式之配適性甚佳。

【SPSS 輸出 ·2】— Probit 分析

單元計數及殘差

	數字	公司名	濃度	時間	受試者數	觀察的回應	預期的回應	殘差	機率
Probit	1	1	950.000	1.000	26	3	1.994	1.006	.077
	2	1	970.000	3.000	27	0	1.051	-1.051	.039
	3	1	970.000	5.000	22	0	.353	-.353	.016
	4	1	955.000	4.000	24	1	.564	.436	.023
	5	1	960.000	1.000	24	2	1.918	.082	.080
	6	2	900.000	5.000	25	0	.613	-.613	.025
	7	2	920.000	5.000	26	2	.706	1.294	.027
	8	2	950.000	1.000	21	2	2.856	-.856	.136
	9	2	950.000	2.000	22	3	2.173	.827	.099
	10	2	925.000	1.000	23	2	2.860	-.860	.124
	11	3	850.000	2.000	20	4	3.058	.942	.153
	12	3	850.000	4.000	21	1	1.684	-.684	.080
	13	3	880.000	5.000	24	2	1.519	.481	.063
	14	3	880.000	2.000	23	4	3.888	.112	.169
	15	3	850.000	4.000	22	1	1.764	-.764	.080

⑤

■ Probit 分析最重要的事情

Probit 分析也可以考慮如下的問題。

問題

蛀牙率想控制在 5%，此時的刷牙時間是？

此問題的答案如下。

【輸出結果的判讀法 ·2】

⑤ probit = 求預測機率，譬如

$$0.0767 = \frac{1.994}{26}$$

$$0.03892 = \frac{1.051}{27}$$

答 想調查是 5% 時的刷牙時間，此時要如何求解呢？
事實上，由於有 probit 變換

$$probit(0.05) = -1.64$$

因之，求解如下的方程式即可，

$$-1.64 = 0.0022 \times 氟化物濃度 - 0.1899 \times 刷牙時間 - 2.51641$$

譬如，以 K 公司的氟化物濃度是 880 來說，

$$-1.64 = 0.0022 \times 880 - 0.1899 \times 刷牙時間 - 2.51641$$

$$刷牙時間 = \frac{0.0022 \times 880 - 2.51641 + 1.64}{0.1899}$$

$$= 5.58$$

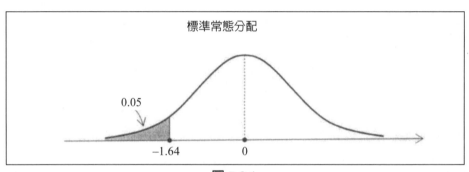

圖 5.2.1

第 6 章
順序迴歸分析

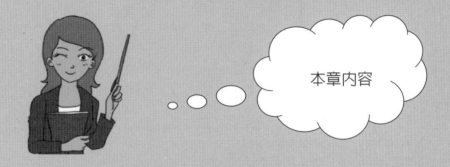

本章內容

6.1 順序迴歸分析簡介

順序迴歸分析的模式，依反應變數（＝目的變數）的類別狀態準備有數種：

1. Logit

$$\log \frac{\gamma_j}{1-\gamma_j} = \theta_j - (\beta_1 x_1 + \beta_2 x_2 + \cdots + \beta_1 x_k)$$

類別 1　類別 2　類別 3

2. Complementary log-log

$$\log(-\log(1-\gamma_j)) = \theta_j - (\beta_1 x_1 + \beta_2 x_2 + \cdots + \beta_1 x_k)$$

類別 1　類別 2　類別 3

3. Negative log-log

$$-\log(-\log(\gamma_j)) = \theta_j - (\beta_1 x_1 + \beta_2 x_2 + \cdots + \beta_1 x_k)$$

類別 1　類別 2　類別 3

4. Probit

$$\Phi^{-1}(\gamma_j) = \theta_j - (\beta_1 x_1 + \beta_2 x_2 + \cdots + \beta_1 x_k)$$

類別　類別　　類別　類別

5. Cauchit ＝ inverse Cauchy

$$\tan(\pi(\gamma_j - 0.5)) = \theta_j - (\beta_1 x_1 + \beta_2 x_2 + \cdots + \beta_1 x_k)$$

類別　類別　類別　類別　類別

進行順序迴歸分析時，可以知道什麼呢？

此分析是將說明變量與目的變量（＝反應變數）之關係以 1.～5. 的模式表現，因之如可求出模式時，即可檢定說明變量的貢獻。

如圖示順序迴歸分析的架構時，即為如下，

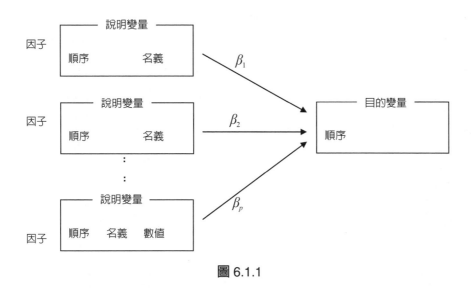

圖 6.1.1

　　以下的數據是在寮國的某小學中調查牙斑、蛀牙數、齒石、齒肉炎與糖果、牙刷之關係的所得結果。

表 6.1.1　問卷

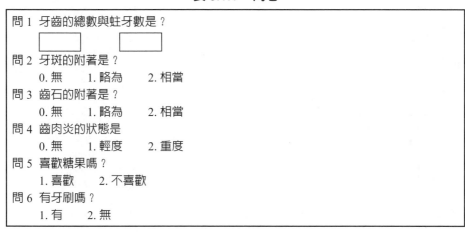

表 6.1.2

	總齒數	蛀蟲數	牙斑	齒石	齒肉炎	糖果	牙刷
1	25	3	無	相當	無	不喜歡	有
2	27	1	略微	無	輕度	不喜歡	無
3	28	2	略微	無	輕度	不喜歡	無
4	28	0	無	無	無	不喜歡	有
5	23	0	略微	無	無	喜歡	無
6	25	1	無	無	無	喜歡	有
7	26	5	相當	相當	重度	不喜歡	有
8	27	0	相當	相當	輕度	不喜歡	無
9	22	1	相當	略微	重度	喜歡	無
10	24	1	略微	略微	無	不喜歡	無
11	24	4	相當	略微	重度	喜歡	無
12	20	5	略微	略微	重度	不喜歡	有
13	21	2	略微	略微	無	不喜歡	有
14	22	1	略微	略微	無	喜歡	有
15	23	2	相當	略微	輕度	不喜歡	無
16	21	1	略微	略微	輕度	不喜歡	有
17	26	2	略微	略微	輕度	不喜歡	有
18	27	1	相當	相當	重度	喜歡	無
19	28	0	相當	略微	輕度	喜歡	無
20	28	2	相當	略微	輕度	不喜歡	有
21	28	0	略微	略微	無	喜歡	無
22	28	3	略微	無	無	不喜歡	有
23	28	0	略微	無	無	不喜歡	無
24	28	1	略微	無	無	不喜歡	有
25	28	1	無	無	無	不喜歡	有
26	28	5	無	無	無	喜歡	有
27	28	5	略微	略微	輕度	不喜歡	有
28	28	0	略微	無	無	喜歡	無
29	28	3	相當	略微	輕度	喜歡	有
30	27	6	相當	略微	重度	不喜歡	有
31	27	1	略微	略微	無	喜歡	無
32	22	0	略微	相當	輕度	不喜歡	無
33	25	4	無	無	無	不喜歡	有
34	28	0	略微	略微	重度	不喜歡	有
35	28	1	相當	無	無	不喜歡	有
36	21	1	相當	略微	輕度	不喜歡	無
37	21	0	無	無	無	不喜歡	有
38	25	0	略微	略微	無	不喜歡	有
39	21	0	略微	略微	輕度	不喜歡	有
40	22	0	相當	相當	輕度	不喜歡	有
41							

本數據的情形，不妨使用 Logit 的模式進行如下的順序迴歸分析。

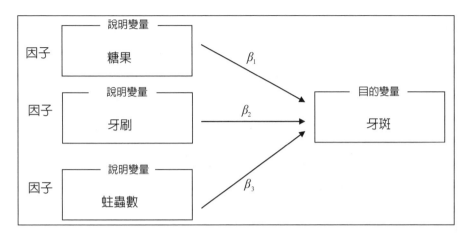

圖 6.1.2

【數據輸入類型】

表 6.1.2 的數據如下輸入。

	總齒數	蛀蟲數	牙斑	齒石	齒肉炎	糖果	牙刷	var
1	25	3	0	2	0	2	1	
2	27	1	1	0	1	2	2	
3	28	2	1	0	1	2	2	
4	28	0	0	0	0	2	1	
5	23	0	1	0	0	1	2	
6	25	1	0	0	0	1	1	
7	26	5	2	2	2	2	1	
8	27	0	2	2	1	2	2	
9	22	1	2	1	2	1	2	
10	24	1	1	1	0	2	2	
11	24	4	2	1	2	1	2	
12	20	5	1	1	2	2	1	
13	21	2	1	1	0	2	1	
14	22	1	1	1	0	1	1	
15	23	2	2	1	1	2	2	
16	21	1	1	1	1	2	1	
17	26	2	1	1	1	2	1	
18	27	1	2	2	2	1	2	
19	28	0	2	1	1	1	2	
20	28	2	2	1	1	2	1	
21	28	0	1	1	0	1	2	
22	28	3	1	0	0	2	1	
23	28	0	1	0	0	2	2	
24	28	1	1	0	0	2	1	
25	28	1	0	0	0	2	1	
26	28	5	0	0	0	1	1	
27	28	5	1	1	1	2	1	
28	28	0	1	0	0	1	2	
29	28	3	2	1	1	1	1	

30	27	8	2	1	2	2	1
31	27	1	1	1	0	1	2
32	22	0	1	2	1	2	2
33	25	4	0	0	0	2	1
34	28	0	1	1	2	2	1
35	28	1	2	0	0	2	1
36	21	1	2	1	1	2	2
37	21	0	0	0	0	2	1
38	25	0	1	1	0	2	1
39	21	0	1	1	1	2	1
40	22	0	2	2	1	2	1
41							
42							

（註）牙斑：無…0 　　　　齒石：無…0齒 　　　　齒肉炎：無…1
　　　略微…1 　　　　　　略微…1 　　　　　　　輕度…1
　　　相當…2 　　　　　　相當…2 　　　　　　　重度…2
　　糖果：喜歡…1 　　　　牙刷：有…1
　　　不喜歡…2 　　　　　　無…2

Note

6.2 順序迴歸分析的步驟

【統計處理的步驟】

步驟 1 數據輸入結束後，從分析 (A) 的清單中選擇迴歸 (R)。接著，從子清單中選擇序數 (D)。

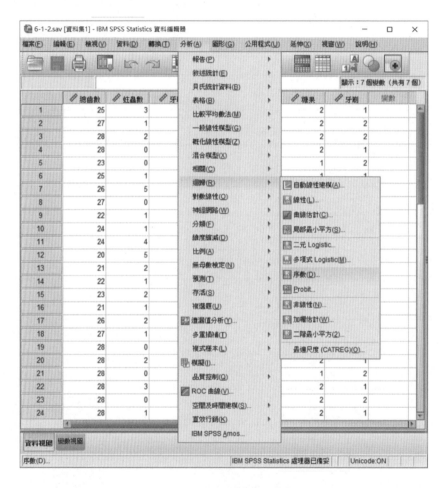

步驟 2 變成以下畫面時，將牙斑移到應變數 (D) 的方框中，糖果與牙刷移到因子 (F) 的方框中，將蛀牙數移到共變量 (C) 的方框中，再按輸出 (T)。

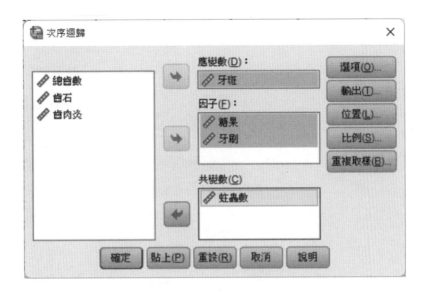

步驟 3 變成以下畫面時，勾選下列項目：

配適度統計量 (F)　摘要統計量 (S)　參數估計量 (P)

接著，勾選已儲存變數的

估計回應機率 (E)　預測種類 (D)　預測種類機率 (B)

實際種類機率 (A)

接著，按繼續。

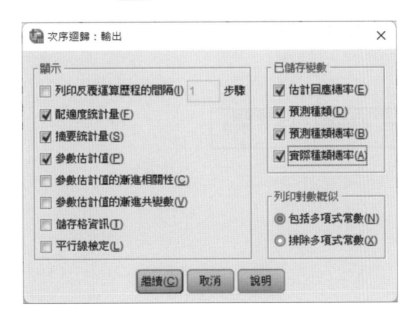

步驟 4 回到以下畫面，按 確定 。

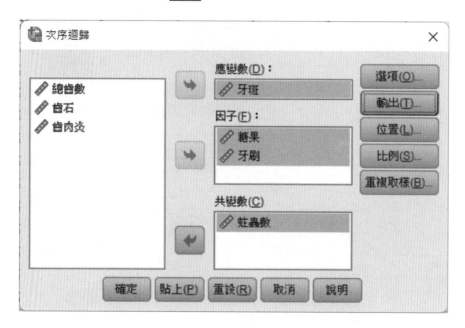

【SPSS 輸出 · 1】

PLUM - 順序尺度迴歸

警告

有 19 (39.6%) 個儲存格 (也就是依變   ←①
數水準 x 預測變數值的組合) 的次數爲
零。

觀察值處理摘要

		N	邊際百分比
牙斑	無	7	17.5%
	略微	20	50.0%
	相當	13	32.5%
糖果	喜歡	12	30.0%
	不喜歡	28	70.0%
牙刷	有	24	60.0%
	無	16	40.0%
有效		40	100.0%
遺漏		0	
總和		40	

模式適合度資訊

模式	-2對數概似	卡方	自由度	顯著性
只截距	50.274			
最後	44.302	5.971	3	.113

連結函數：Logit。

適合度

	卡方	自由度	顯著性	
Pearson 相關係數	24.137	27	.623	←②
離差	23.012	27	.684	

連結函數：Logit。

假 R 平方

Cox和Snell	.139
Nagelkerke	.160
McFadden	.073

←③

連結函數：Logit。

【輸出結果之判讀法 ·1】

① 此處不需在意。
② 這是進行模式的適合度檢定。

假設 H_0：模式是合適的

檢定統計量的卡方與顯著機率之關係，如下。

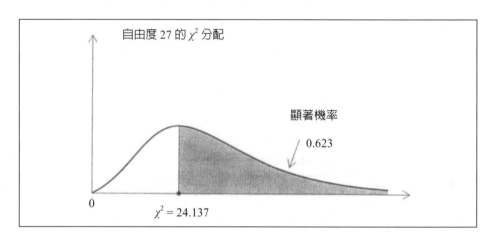

③ 說明順序迴歸分析的模式的適配佳。

此值愈接近 1，表示模式的適配愈佳，因之，此值與複迴歸分析的判定係數 R 平方有相同的意義。

【SPSS 輸出 ·2】—順序迴歸分析

參數估計值

		估計	標準誤差	Wald	自由度	顯著性。	95% 信賴區間 下界	95% 信賴區間 上界
起始值	[牙斑 = 0]	-2.341	.747	9.826	1	.002	-3.804	-.877
	[牙斑 = 1]	.232	.629	.136	1	.712	-1.000	1.464
位置	蛀蟲數	.251	.193	1.691	1	.193	-.127	.630
	[糖果=1]	-.106	.717	.022	1	.882	-1.512	1.299
	[糖果=2]	0ª	.	.	0	.	.	.
	[牙刷=1]	-1.682	.765	4.835	1	.028	-3.181	-.183
	[牙刷=2]	0ª	.	.	0	.	.	.

連結函數：Logit。
a. 由於這個參數重複，所以把它設成零。

註：Logit 的模式

〔牙斑 =0, 糖果 =1, 牙刷 =1 時〕

$$\log \frac{\gamma_1}{1-\gamma_1} = -2.341 - \left(-0.106x_1 - 1.682x_2 + 0.251x_3\right)$$

【輸出結果的判讀法　·2】

④ 此處的部分是檢定以下假設，

假設 $H_0 : \beta = 0$

此檢定統計量是 Wald。

檢定統計量 Wald 4.835 與顯著機率 0.028 之關係如下。

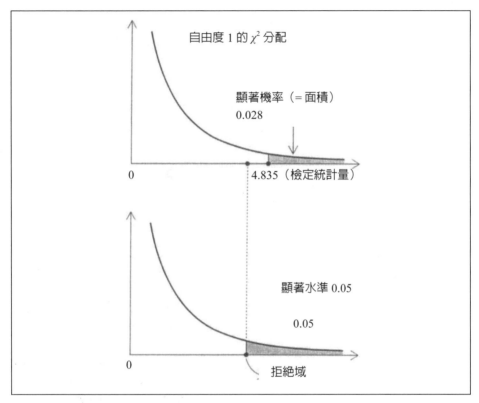

自由度 1 的 χ^2 分配

顯著機率（＝面積）
0.028

0　　　　　　　　4.835（檢定統計量）

顯著水準 0.05

0.05

0　　　　　　　　拒絕域

圖 6.2.2

由此圖知，檢定統計量 4.835 落在拒絕域中，

因此，假設 H_0 未被拒絕，因之 $\beta \neq 0$，亦即，可知牙刷對預防牙斑似乎有效。

【SPSS 輸出・3】—順序迴歸分析

牙斑=0　　牙斑=1　　牙斑=2
↓　　　↓　　　↓

	糖果	牙刷	est1_1	est2_1	est3_1	pre_1	pcp_1	acp_1	Var
1	2	1	.20	.57	.24	1	.57	.20	
2	2	2	.07	.43	.50	2	.50	.43	
3	2	2	.06	.38	.57	2	.57	.38	
4	2	1	.34	.53	.13	1	.53	.34	
5	1	2	.10	.49	.42	1	.49	.49	
6	1	1	.31	.55	.15	1	.55	.31	
7	2	1	.13	.53	.34	1	.53	.34	
8	2	2	.09	.47	.44	1	.47	.44	
9	1	2	.08	.44	.48	2	.48	.48	
10	2	2	.07	.43	.50	2	.50	.43	
11	1	2	.04	.30	.66	2	.66	.66	
12	2	1	.13	.53	.34	1	.53	.53	
13	2	1	.24	.57	.20	1	.57	.57	
14	1	1	.31	.55	.15	1	.55	.55	
15	2	2	.06	.38	.57	2	.57	.57	
16	2	1	.29	.55	.16	1	.55	.55	
17	2	1	.24	.57	.20	1	.57	.57	
18	1	2	.08	.44	.48	2	.48	.48	
19	1	1	.10	.49	.42	1	.49	.42	
20	2	1	.24	.57	.20	1	.57	.20	
21	1	2	.10	.49	.42	1	.49	.49	
22	2	1	.20	.57	.24	1	.57	.57	
23	2	2	.09	.47	.44	1	.47	.47	
24	2	1	.29	.55	.16	1	.55	.55	
25	2	1	.29	.55	.16	1	.55	.29	
26	1	1	.14	.54	.32	1	.54	.14	
27	2	1	.13	.53	.34	1	.53	.53	
28	1	2	.10	.49	.42	1	.49	.49	
29	1	1	.21	.57	.22	1	.57	.22	

←⑤

估計
↑
預測類別
機率

預測類別↑

最大預
測類別
機率

實際類別
機率

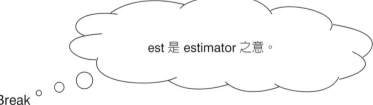

est 是 estimator 之意。

Tea Break

【輸出結果的判讀法・3】

⑤ 3 個預測機率 est 1_1，est 2_1，est 3_1 之中，機率最高的類別是預測類別。

譬如，受試者 4 的最高機率是 est 2-1 的 0.53，因之受試者 4 被判定是 pre_1=1。

觀察預測類別時，似乎發現牙斑多的小孩，都是沒有牙刷的小孩。

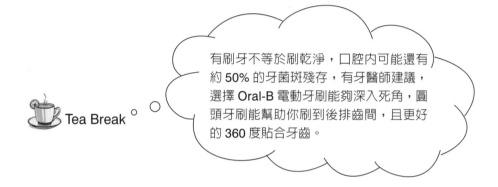

Tea Break

有刷牙不等於刷乾淨，口腔內可能還有約 50% 的牙菌斑殘存，有牙醫師建議，選擇 Oral-B 電動牙刷能夠深入死角，圓頭牙刷能幫助你刷到後排齒間，且更好的 360 度貼合牙齒。

Note

第 7 章
Ridit分析

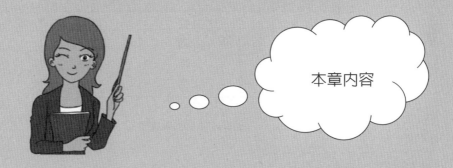

本章內容

7.1 Ridit分析的簡介

所謂 Ridit 分析是利用 Ridit（relative to an identified distribution）進行差異的檢定。

步驟 1 對於如下的順序類別 $C_1 < C_2 < C_3 < C_4$，當數據已知時，對組 A 進行 Ridit 變換，將它當作 Ridit R_1。

步驟 2 其次，從 Ridit R 求組 B 的平均 $\overline{R}_b$，比較組 A 的平均 Ridit 0.5 與組 B 的平均 Ridit $\overline{R}_b$。

表 7.1.1　Ridit 分析的數據類型

順序類別	組 A	組 B
C_1	a_1 個	b_1 個
C_2	a_2 個	b_2 個
C_3	a_3 個	b_3 個
C_4	a_4 個	b_4 個

→ 分成 4 類時

各類中所含的數據數

順序類別有各種表現。

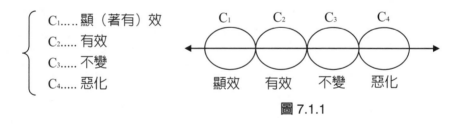

C_1...... 顯（著有）效
C_2...... 有效
C_3...... 不變
C_4...... 惡化

顯效　有效　不變　惡化

圖 7.1.1

或者

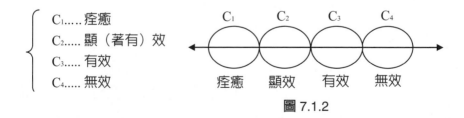

C_1...... 痊癒
C_2...... 顯（著有）效
C_3...... 有效
C_4...... 無效

痊癒　顯效　有效　無效

圖 7.1.2

或者

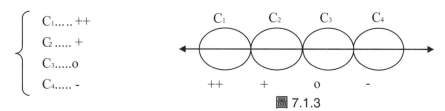

$$\begin{cases} C_1 \ldots\ldots ++ \\ C_2 \ldots\ldots + \\ C_3 \ldots\ldots o \\ C_4 \ldots\ldots - \end{cases}$$

圖 7.1.3

（註）Ridit 分析是 relative to an identified distribution 的簡稱。
即使是順序類別也能進行差異的檢定。

■ Ridit 變換

以下的變換稱爲 Ridit 變換。

表 7.1.2　次數分配

順序類別	次數 f_i
C_1	f_1
C_2	f_2
C_3	f_3
C_4	f_4
合計	N

順序類別的分配

Ridit 變換

表 7.1.3　利用 Ridit 變換所得出的機率分配

RRdit（＝機率變數）	機率
$R_1 = \dfrac{f1}{2N}$	$\dfrac{f1}{N}$
$R_2 = \dfrac{f2+2f1}{2N}$	$\dfrac{f2}{N}$
$R_3 = \dfrac{f3+2(f1+f2)}{2N}$	$\dfrac{f3}{N}$
$R_4 = \dfrac{f4+2(f1+f2+f3)}{2N}$	$\dfrac{f4}{N}$

此機率分配的平均是 $\dfrac{1}{2}$

以圖表現此 Ridit 變換時，即為如下。

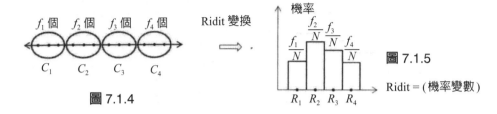

圖 7.1.4

圖 7.1.5

Ridit = (機率變數)

試計算由 Ridit 變換所得出之機率分配的平均。

此平均稱為平均 Ridit $\overline{R}$。

因為是機率分配的平均（期待值），因之將機率變數與機率相乘，再如下合計即可。

$$\text{平均 Ridit } \overline{R} = R_1 \frac{f1}{N} + R_2 \frac{f2}{N} + R_3 \frac{f3}{N} + R_4 \frac{f4}{N}$$

$$= \frac{f1}{2N}\frac{f1}{N} + \frac{f2+2f1}{2N}\frac{f2}{N} + \frac{f3+2(f1+f2)}{2N}\frac{f3}{N} + \frac{f4+2(f1+f2+f3)}{2N}\frac{f4}{N}$$

$$= \frac{f_1^2 + (f_2+2f_1)f_2 + (f_3+2f_1+2f_2)f_3 + (f_4+2f_1+2f_2+2f_3)f_4}{2N^2}$$

$$= \frac{f_1^2 + f_2^2 + 2f_1f_2 + f_3^2 + 2f_1f_3 + 2f_2f_3 + f_4^2 + 2f_1f_4 + 2f_2f_4 + 2f_3f_4}{2N^2}$$

$$= \frac{f_1^2 + f_2^2 + f_3^2 + f_4^2 + 2(f_1f_2 + f_1f_3 + f_1f_4 + f_2f_3 + f_2f_4 + f_3f_4)}{2N^2}$$

$$= \frac{(f_1 + f_2 + f_3 + f_4)^2}{2N^2}$$

$$= \frac{1}{2}$$

■ Ridit 變換的關鍵

順序類別的數據，譬如像以下那樣分成 4 類：

順序類別	數據
C_1	3 個
C_2	5 個
C_3	4 個
C_4	3 個

但仔細觀察時，可以想成如下按每一類，依序排列著。

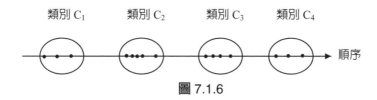

圖 7.1.6

因此，將此 4 個順序類別細分來看時，像以下那樣

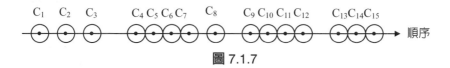

圖 7.1.7

可以作成每一類的小類。

亦即，如有 N 個資料時，被細分化的類別，可以想成如下 N 個，即 C_1 類，C_2 類……，C_N 類。

此時，如進行 Ridit 變換時，細分化的類別如下形成平均 $\frac{1}{2}$ 的均一分配。此即爲 Ridit 變換的「要點」。

表 7.1.5

被細分化的類別	次數
C_1 類	1 個
C_2 類	1 個
C_3 類	2 個
.	.
.	.
.	.
.	.
C_N 類	1 個

表 7.1.6

Ridit (= 機率分配)	機率
$\dfrac{1}{2N} = \dfrac{1}{2N}$	$\dfrac{1}{N}$
$\dfrac{1+2\times 1}{2N} = \dfrac{3}{2N}$	$\dfrac{1}{N}$
$\dfrac{1+2\times(1+1)}{2N} = \dfrac{5}{2N}$	$\dfrac{1}{N}$
……	……
$\dfrac{1+2\times(1+1+...+1)}{2N} = \dfrac{2N-1}{2N}$	$\dfrac{1}{N}$

（註）使 N 無限大，已細分化的類別即成爲【0，1】範圍的均一分配。

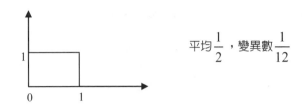

平均 $\frac{1}{2}$ ，變異數 $\frac{1}{12}$

但是，【a，b】範圍內的均一分配，即為如下的分配。

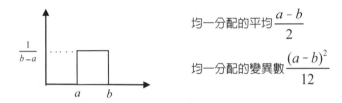

均一分配的平均 $\frac{a-b}{2}$

均一分配的變異數 $\frac{(a-b)^2}{12}$

■ Ridit 的求法有下列 2 種方法。

1. 以組 A 為基準，求 Ridit R 的方法

表 7.1.7

順序類別	組 A	Ridit R
C_1	A_1	$\dfrac{a_1}{2N}$
C_2	A_2	$\dfrac{a_2 + 2a_1}{2N}$
C_3	A_3	$\dfrac{a_3 + 2(a_1 + a_2)}{2N}$
C_4	A_4	$\dfrac{a_4 + 2(a_1 + a_2 + a_3)}{2N}$

例 1

表 7.1.8　黃疸肝炎的治療效果

	中藥	西藥
痊癒	15 人	4 人
顯效	45 人	66 人
有效	132 人	185 人
無效	58 人	74 人
合計	250 人	329 人

　　以中藥為基準，調查西藥對黃疸肝炎之效果，是否與中藥有差異。本例將中藥取成基準，所以中藥的平均 Ridit 是 0.5。

2. 以兩個組 A、B 的合計為基準，求 Ridit R 的方法

表 7.1.9

順序類別	A	B	A+B	Ridit R
C_1	a_1	b_1	a_1+b_1	$\dfrac{a_1+b_1}{2N}$
C_2	a_2	b_2	a_2+b_2	$\dfrac{a_2+b_2+2(a_1+b_1)}{2N}$
C_3	a_3	b_3	a_3+b_3	$\dfrac{a_3+b_3+2(a_1+b_1+a_2+b_2)}{2N}$
C_4	a_4	b_4	a_4+b_4	$\dfrac{a_4+b_4+2(a_1+b_1+a_2+b_2+a_3+b_3)}{2N}$

例 2

表 7.1.10　慢性支氣管炎的治療效果

	中藥 1 號	中藥 2 號
痊癒	10 人	12 人
顯效	43 人	25 人
有效	122 人	53 人
無效	66 人	15 人
合計	241 人	105 人

　　中藥 1 號與中藥 2 號對慢性支氣管炎的治療效果是否有差異呢？

　　本例，將中藥 1 號與 2 號合在一起製作 Ridit R。

　　其次，根據此 Ridit R，進行中藥 1 號的平均 Ridit $\overline{R_A}$，與中藥 2 號的平均 Ridit $\overline{R_B}$ 之差異。

7.2 Ridit分析的步驟──以組A為基準時

SPSS 分析並未提供 Ridit 分析，所以按如下的步驟進行統計處理。

步驟 1　以組 A 為基準，求 Ridit R。

順序類別	組 A	Ridit R
C_1	a_1	$\dfrac{a_1}{2N_A}$
C_2	a_2	$\dfrac{a_2 + 2a_1}{2N_A}$
C_3	a_3	$\dfrac{a_3 + 2(a_1 + a_2)}{2N_A}$
C_4	a_4	$\dfrac{a_4 + 2(a_1 + a_2 + a_3)}{2N_A}$
合計	N_A	

步驟 2　求組 B 的平均 Ridit $\overline{R_B}$。

順序類別	組 B	$R \times \dfrac{B}{N_B}$
C_1	b_1	$\dfrac{a_1}{2N_A}\dfrac{b_1}{N_B}$
C_2	b_2	$\dfrac{a_2 + 2a_1}{2N_A}\dfrac{b_2}{N_B}$
C_3	b_3	$\dfrac{a_3 + 2(a_1 + a_2)}{2N_A}\dfrac{b_3}{N_B}$
C_4	b_4	$\dfrac{a_4 + 2(a_1 + a_2 + a_3)}{2N_A}\dfrac{b_4}{N_B}$
合計	N_B	$\overline{R_B}$

例題實證

步驟 1　以組 A 為基準，求 Ridit R。

黃疸肝炎	中藥 A	Ridit R
痊癒	15 人	0.03
顯效	45 人	0.15
有效	132 人	0.504
無效	58 人	0.884
合計	250 人	

步驟 2 求組 B 的平均 Ridit $\overline{R_B}$。

黃疸肝炎	西藥 B	$R \times \dfrac{B}{N_B}$
痊癒	4 人	0.000365
顯效	66 人	0.030091
有效	185 人	0.283404
無效	74 人	0.198833
合計	329 人	0.512693

步驟 3 求檢定統計量 T。

$$T = \frac{\overline{R_B} - \dfrac{1}{2}}{\sqrt{\dfrac{1}{12N_B}}}$$

步驟 4 檢定統計量如落在拒絕域時,則拒絕假設 H_0。

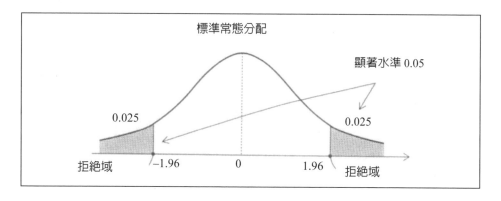

亦即,如 | 檢定統計量 | > 臨界值 1.96 時,則拒絕假設 H_0。

(註)假設 H_0:組 B 的平均 Ridit $\overline{R_B}$ = 組 A 的平均 Ridit $\dfrac{1}{2}$

如拒絕此假設時,知組 A 與組 B 有差異。

步驟 3   求檢定統計量

$$T = \frac{0.5127 - \dfrac{1}{2}}{\dfrac{1}{\sqrt{12 \times 329}}} = 0.798$$

步驟 4   檢定統計量如落在拒絕域時，則拒絕假設 H_0。
因爲
| 檢定統計量 | = 0.798 < 臨界值 1.96
所以假設 H_0 不能拒絕。

因此，西藥對黃疸肝炎的治療效果，不能說與中藥有差異。

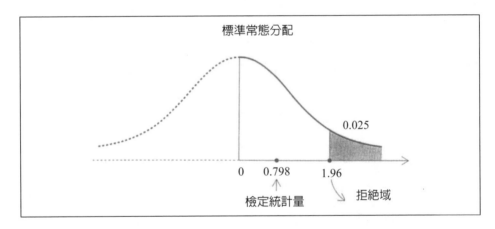

Note

7.3 Ridit分析的步驟──將組A、B的合計取成基準時

步驟1 將組 A 與組 B 合計,求 Ridit R。

順序類別	組 A	組 B	A+B	Ridit R
C_1	a_1	b_1	$f_1= a_1+ b_1$	$\dfrac{f_1}{2N}$
C_2	a_2	b_2	$f_2= a_2+ b_2$	$\dfrac{f_2 + 2f_1}{2N}$
C_3	a_3	b_3	$f_3= a_3+ b_3$	$\dfrac{f_3 + 2(f_1 + f_2)}{2N}$
C_4	a_4	b_4	$f_4= a_4+ b_4$	$\dfrac{f_4 + 2(f_1 + f_2 + f_3)}{2N}$
合計	N_A	N_B	$N= N_A + N_B$	

步驟2 求平均 Ridit $\overline{R_A}$,$\overline{R_B}$。

Ridit R	組 A	組 B	$R \times \dfrac{A}{N_A}$	$R \times \dfrac{B}{N_A}$
$\dfrac{f_1}{2N}$	a_1	b_1	$\dfrac{10}{10}$	$\dfrac{f_1}{2N}\dfrac{b_1}{N_B}$
$\dfrac{f_2 + 2f_1}{2N}$	a_2	b_2		$\dfrac{f_2 + 2f_1}{2N}\dfrac{b_2}{N_B}$
$\dfrac{f_3 + 2(f_1 + f_2)}{2N}$	a_3	b_3		$\dfrac{f_3 + 2(f_1 + f_2)}{2N}\dfrac{b_3}{N_B}$
$\dfrac{f_4 + 2(f_1 + f_2 + f_3)}{2N}$	a_4	b_4		$\dfrac{f_4 + 2(f_1 + f_2 + f_3)}{2N}\dfrac{b_4}{N_B}$
	合計		$\overline{R_A}$	$\overline{R_B}$

〔例題實證〕

步驟1 將組 A 與組 B 合計,求 Ridit R。

慢性支氣管炎	中藥 1 號 A	中藥 2 號 B	A + B	Ridit R
痊癒	10 人	12 人	22	0.03179191
顯效	43 人	25 人	68	0.16184971
有效	122 人	53 人	175	0.51300578
無效	66 人	15 人	81	0.88294798
合計	241 人	105 人	346	

步驟 2　求平均 Ridit $\overline{R_A}$，$\overline{R_B}$。

Ridit R	中藥 1 號 A	中藥 2 號 B	$R \times \dfrac{A}{N_A}$	$R \times \dfrac{B}{N_A}$
0.03179191	10 人	12 人	0.001319	0.003633
0.16184971	43 人	25 人	0.028878	0.038536
0.51300578	122 人	53 人	0.259696	0.258946
0.88294798	66 人	15 人	0.241803	0.126135
合計	241 人	105 人	0.531696	0.42725

步驟 3　求檢定統計量 T。

$$T = \frac{\overline{R_A} - \overline{R_B}}{\sqrt{\dfrac{1}{12}(\dfrac{N_A + N_B}{N_A \times N_B})}}$$

步驟 4　檢定統計量 T 如落在拒絕域時，在顯著水準 0.05 下拒絕假設 H_0。

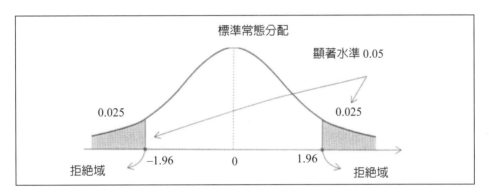

步驟 3　求檢定統計量。

$$T = \frac{0.5317 - 0.4273}{\sqrt{\dfrac{1}{12}(\dfrac{241 + 105}{241 \times 105})}}$$
$$= 3.0942$$

步驟 4　檢定統計量如落在拒絕域時，拒絕假設 H_0。
　　　　因檢定統計量 3.094 > 1.96
　　　　故拒絕假設 H_0。

　　因此，中藥 1 號與中藥 2 號，對治療慢性支氣管炎來說，在治療效果上是有差異的。

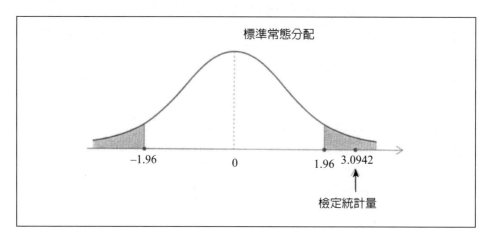

第8章
Kolmogorov-Smirmov檢定

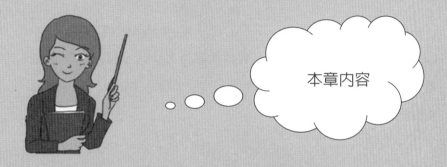

本章內容

8.1 Kolmogorov-Smirmov檢定簡介

Kolmogorov-Smirmov（以下簡稱爲 K-S）檢定，有幾種類型。

此處，先就 2 組 A，B 之差來考察吧。

K-S 檢定是從「調查兩個經驗分配函數」開始的。但是，經驗分配函數是……。

■ 經驗分配函數的定義

對大小爲 N 的數據 {X_1，X_2，……………X_N} 來說，設

$$F_N(x) = \frac{x \text{ 以下的數據個數}}{N}$$

將此 $F_N(x)$ 稱爲 {X_1，X_2，……………X_N} 的經驗分配函數。

亦即，所謂經驗分配函數是對各個數據 X_i，設定機率$\frac{1}{N}$之後的機率分配的分配函數。可是，如此仍然不得其門而入嗎？請看以下的具體例。

■ 經驗分配函數例

當已知大小 N 的數據時：

表 8.1.1　組 A 的數據

No.	1	2	3	4	5	6	7	8	9	10
X	22	24	20	35	41	38	30	24	35	24

將此 10 個數據如下重排後，製作經驗分配函數。

表 8.1.2　經驗分配函數

數據	次數	累積次數	機率	經驗分配函數 $F_N(X)$
20	1	1	$\frac{1}{10}$	$\frac{1}{10}$
22	1	2	$\frac{1}{10}$	$\frac{2}{10}$
24	3	5	$\frac{3}{10}$	$\frac{5}{10}$

數據	次數	累積次數	機率	經驗分配函數 $F_N(X)$
30	1	6	$\dfrac{1}{10}$	$\dfrac{6}{10}$
35	2	8	$\dfrac{2}{10}$	$\dfrac{8}{10}$
38	1	9	$\dfrac{1}{10}$	$\dfrac{9}{10}$
41	1	10	$\dfrac{1}{10}$	$\dfrac{10}{10}$

因此，當已知有 2 個組 A，B 之數據時，

步驟 1 求出各自的經驗分配函數。

步驟 2 其次，調查兩個經驗分配函數之差 $F_N(X)\text{-}G_N(X)$。

即可進行組間之差的檢定。

將此檢定稱為 K-S 檢定。

〔例題實證〕

步驟 1 求組 A 的經驗分配函數 $F_N(X)$。

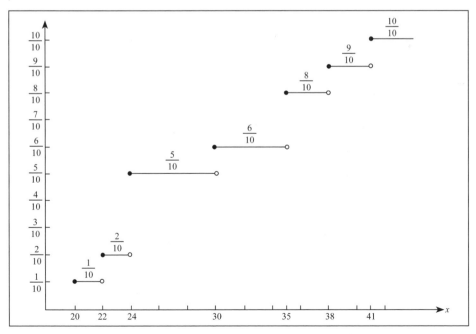

圖 8.1.1 組 A 的經驗分配函數 $F_N(X)$ 之圖形

表 8.1.3　組 B 的數據

No.	1	2	3	4	5	6	7	8	9	10
X	40	32	43	23	43	36	40	36	40	40

（註）兩個組的數據個數不同也行。

步驟 1　求組 B 的經驗分配函數 $G_N(X)$。

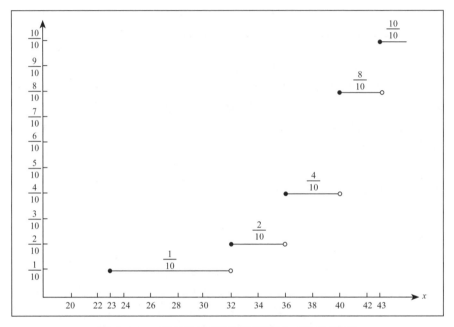

圖 8.1.2　組 B 的經驗分配函數 $G_N(X)$ 之圖形

步驟 2　將兩個經驗分配函數之圖形重疊。

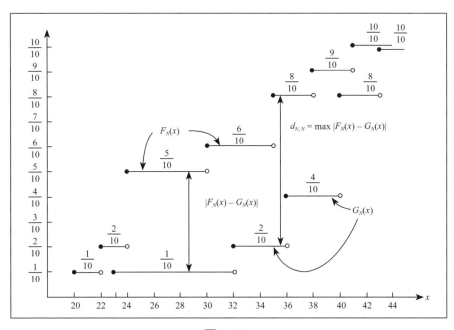

圖 8.1.3

（註）調查兩個經驗分配函數之差，取絕對值。

調查兩個經驗分配函數 $F_N(X)$，$G_N(X)$ 之差 $|F_N(X) - G_N(X)|$ 時：

表 8.1.4　兩個經驗分配函數之差 $|F_N(X) - G_N(X)|$

數據 X	$F_N(X)$	$G_N(X)$	$|F_N(X) - G_N(X)|$
20	$\dfrac{1}{10}$		$\left\|\dfrac{1}{10} - 0\right\| = \dfrac{1}{10}$
22	$\dfrac{2}{10}$		$\left\|\dfrac{2}{10} - 0\right\| = \dfrac{2}{10}$
23		$\dfrac{1}{10}$	$\left\|\dfrac{2}{10} - \dfrac{1}{10}\right\| = \dfrac{1}{10}$
24	$\dfrac{5}{10}$		$\left\|\dfrac{5}{10} - \dfrac{1}{10}\right\| = \dfrac{4}{10}$

數據 X	$F_N(X)$	$G_N(X)$	$\mid F_N(X)- G_N(X) \mid$
30	$\dfrac{6}{10}$		$\left\lvert\dfrac{6}{10}-\dfrac{1}{10}\right\rvert=\dfrac{5}{10}$
32		$\dfrac{2}{10}$	$\left\lvert\dfrac{6}{10}-\dfrac{2}{10}\right\rvert=\dfrac{4}{10}$
35	$\dfrac{8}{10}$		$\left\lvert\dfrac{8}{10}-\dfrac{2}{10}\right\rvert=\dfrac{6}{10}$ ← $\max\lvert F_N(X) - G_N(X)\rvert$
36		$\dfrac{4}{10}$	$\left\lvert\dfrac{8}{10}-\dfrac{4}{10}\right\rvert=\dfrac{4}{10}$
38	$\dfrac{9}{10}$		$\left\lvert\dfrac{9}{10}-\dfrac{4}{10}\right\rvert=\dfrac{5}{10}$
40		$\dfrac{8}{10}$	$\left\lvert\dfrac{9}{10}-\dfrac{8}{10}\right\rvert=\dfrac{1}{10}$
41	$\dfrac{10}{10}$		$\left\lvert\dfrac{10}{10}-\dfrac{8}{10}\right\rvert=\dfrac{2}{10}$
43		$\dfrac{10}{10}$	$\left\lvert\dfrac{10}{10}-\dfrac{10}{10}\right\rvert=0$

此時，對兩個經驗分配函數之差的最大值

$$d_{N,N} = \max\left\lvert F_n(x)-G_{n(x)}\right\rvert = \frac{6}{10}$$

而顯著機率可由以下的數表求出。

K-S 檢定的數表

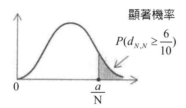

顯著機率

$$P(d_{N,N} \geq \frac{6}{10})$$

a ＼ N	7	8	9	10	11	12
1	1	1	1	1	1	1
2	0.9627	0.9801	0.9895	0.9945	0.9971	0.9985
3	0.5752	0.6601	0.7301	0.7869	0.8326	0.8690
4	0.2121	0.2827	0.3517	0.4175	0.4792	0.5361
5	0.0530	0.0870	0.1259	0.1678	0.2115	0.2558
6	0.0082	0.0186	0.0336	0.0524	0.0747	0.0995
7	0.0006	0.0025	0.0063	0.0123	0.0207	0.0314
8		0.002	0.0007	0.0021	0.0044	0.0079

因此，由此數表得知雙邊顯著性（的顯著機率）$P(d_{N,N} \geq \frac{6}{10}) = 0.0524$

因為，雙邊顯著機率 0.0524 > 顯著水準 0.05
所以，無法拒絕假設 H_0。
話說，此檢定的假設是？
當然，此假設是假設 H_0：2 個組之間並無差異。

必須注意！

將顯著機率 $P(d_{N,N} \geq \frac{6}{10})$ 的不等號的地方當作

$P(d_{N,N} \succ \frac{6}{10})$ 時，情形如何呢？

事實上

$P(d_{N,N} \succ \frac{6}{10}) = 0.012341$

【數據輸入類型】

將表 8.1.1 與 8.1.3 的數據如下輸入。

	組	測量值	var	var
1	1	22		
2	1	24		
3	1	20		
4	1	35		
5	1	41		
6	1	38		
7	1	30		
8	1	24		
9	1	35		
10	1	24		
11	2	40		
12	2	32		
13	2	43		
14	2	23		
15	2	43		
16	2	36		
17	2	40		
18	2	36		
19	2	40		
20	2	40		
21				
22				

（註）組 A……1

　　　組 B……2

Note

8.2 K-S之檢定步驟

【統計處理之步驟】

步驟1 數據的輸入結束後，點選分析 (A)，從中選擇無母數檢定 (N)，再從舊式對話框 (C) 中選擇二個獨立樣本之檢定。

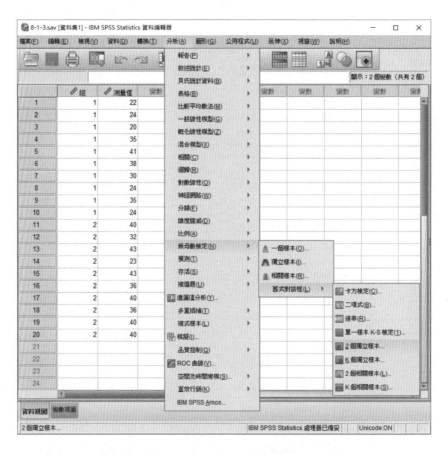

步驟2 出現如下畫面時，將測量值移到檢定變數清單 (T) 的方框中，將組移到分組變數 (G) 的方框中。利用定義組別 (D)，變成了組 (1, 2) 時，勾選 Kolmogorov-Smirmov Z 檢定 (K)，再按 確定 。

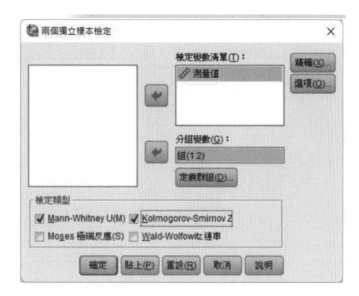

【**SPSS** 輸出】－K-S 檢定

二個樣本 Kolmogorov-Smirnov 檢定

次數分配表

	組	個數
測量值	組A	10
	組B	10
	總和	20

檢定統計量ª

		測量值
最大差異	絕對	.600
	正的	.600
	負的	.000
Kolmogorov-Smirnov Z檢定		1.342
漸近顯著性 (雙尾)		.055

←①

a. 分組變數：組

【輸出結果的判讀法】

① 如比較顯著性（的顯著機率）與顯著水準時，因為 $0.055 > 0.05$
因之，無法拒絕假設 H_0。
因此，組 A 與組 B 之間不能說有差異。

第 9 章
Mantel-Haenszel檢定

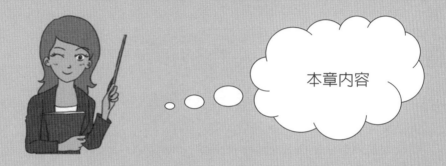

本章內容

9.1 Mantel-Haenszel檢定簡介

所謂 Mantel-Haenszel 檢定是指「兩個組的有效率之差異的檢定」，請看以下數據吧。

表 9.1.1　藥 A 與藥 B 的有效率

組	有效	無效	有效率
藥 A	130	70	0.65
藥 B	70	130	0.35

此種數據的情形，

$$藥 A 的有效率……\frac{130}{130+70}=0.65$$

$$藥 B 的有效率……\frac{70}{70+130}=0.35$$

所以藥 A 可以認為比藥 B 有效。

但是，此種數據稱為 Simpson 的詭論（Paradox），將以下的層別數據合併後再加以製作。

表 9.1.2　年輕層

		有效	無效	有效率
層 1 （年輕）	藥 A	120	40	0.75
	藥 B	30	10	0.75

表 9.1.3　老年層

		有效	無效	有效率
層 2 （老年）	藥 A	10	30	0.25
	藥 B	40	120	0.25

如觀察有效率時，不管是老年層或是年輕層，藥 A 與藥 B 的有效率並無差異。

如與表 9.1.1 相比較，的確有些差異！

層別數據的情形，將兩個層想像成 1 個層，有時會發生如此困擾的問題。

當有此種層別的不平衡時，將它調整再進行差異之檢定的手法，此即爲 Mantel-Haenszel 檢定。

以下的數據是針對腦中風後的失智症患者，調查抗憂劑 A，B 之後，對癡呆的改善覺得有效與無效的人，其情形分別如下。

表 9.1.4

	抗憂劑	效果	
		有效	無效
阿茲海默症……層 1	抗憂劑 A	29 人	11 人
	抗憂劑 B	42 人	18 人
血管性失智……層 2	抗憂劑 A	53 人	24 人
	抗憂劑 B	27 人	32 人

試調查 2 種抗憂劑 A，B 的有效性是否有差異。

■ Mantel-Haenszel 檢定的步驟

Mantel-Haenszel 檢定是由以下檢定所構成。

步驟 1　首先，檢定以下的假設

假設 H_0：阿茲海默症的 odds 比與血管性的 odds 比相同。

此檢定稱爲 Breslow-Day 檢定。

如拒絕此步驟 1 的假設 H_0 時，各層進行

$$\begin{cases} \text{阿茲海默症，比較抗憂劑 A，B。} \\ \text{血管性失智，比較抗憂劑 A，B。} \end{cases}$$

此步驟 1 的假設如未能拒絕時，假定共同的 odds 比，進入到以下的步驟 2。

步驟 2　檢定以下的假設。

假設 H_0：抗憂劑 A，B 的有效性相同

此檢定稱爲 Mantel-Haenszel 檢定。

（註）此檢定可以想成是調整偏差的檢定。

【數據輸入類型】

表 9.1.4 的數據如下輸入。
但是，患者數需要加權。

	層	抗憂劑	效果	患者數	var
1	1	1	1	29	
2	1	1	0	11	
3	1	2	1	42	
4	1	2	0	18	
5	2	1	1	53	
6	2	1	0	24	
7	2	2	1	27	
8	2	2	0	32	
9					

（註）層：阿茲海默症……1

血管性失智…………2

抗憂劑 A……1

抗憂劑 B……2

效果：有效……1

無效……0

■ 加權的步驟

步驟 1　點選資料 (D)，選擇加權觀察值 (W)。

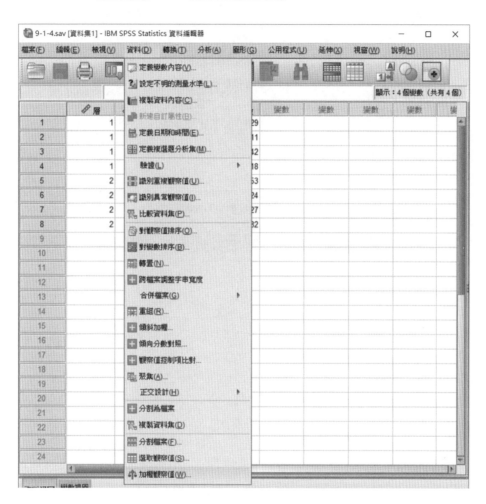

步驟 2 出現如下畫面時,選擇加權觀察值方式 (W),將患者數移到次數變數 (F),按確定。

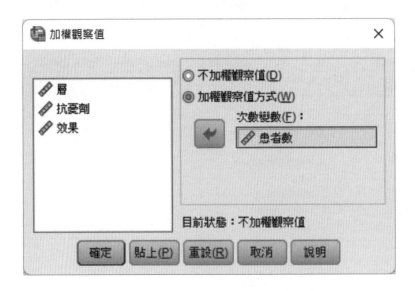

Note

9.2 Mantel-Haenszel檢定的步驟

【統計處理的步驟】

步驟1　數據輸入結束時，點選分析 (A)，選擇敘述統計 (E)，再選擇交叉資料表 (C)。

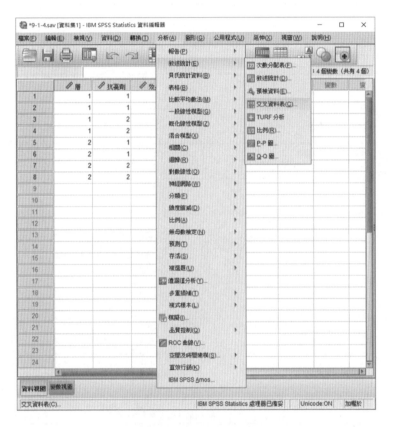

步驟2　變成以下畫面時，將抗憂劑移到列 (O) 的方框中，將效果移到行 (C) 的方框中，將層移到層的方框中，然後按統計資料 (S)。

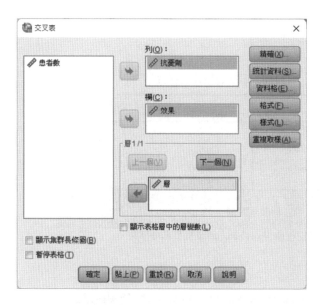

步驟 3　　如下勾選後，按繼續，即回到步驟 2 的畫面，再按確定。

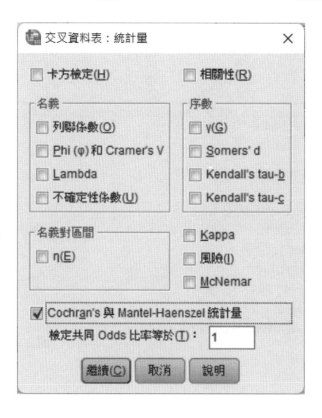

【SPSS 輸出 · 1】

Odds 比率的同質性檢定

統計		卡方統計量	自由度	漸近顯著性 (雙邊)	
條件式獨立	Cochran's	5.293	1	.021	
	Mantel-Haenszel	4.636	1	.031	←①
同質性	Breslow-Day	2.130	1	.144	←②
	Tarone's	2.128	1	.145	←③

在有條件的獨立假設下，Cochran's 統計量的分配接近 1 自由度的卡方分配，但是只有在層數固定時，Mantel-Haenszel 統計量的分配會接近 1 自由度的卡方分配。請注意，當觀察值與期望值間的差異總和為 0，連續修正會由 Mantel-Haenszel 統計量中移除。

Mantel-Haenszel Common Odds 比率估計值

估計			.530	
ln(估計值)			-.634	
標準 ln 的誤差(估計值)			.280	
漸近顯著性 (雙邊)			.024	
漸近 95% 信賴區間	Common Odds 比率	下限	.307	←④
		上限	.918	
	ln(Common Odds 比率)	下限	-1.183	
		上限	-.085	

在 1.000 假設的 common odds 比率下，Mantel-Haenszel common odds 比率估計值接近常態分配。估計值的自然對數也是一樣。

【輸出結果的判讀法 · 1】

① 這是 Breslow-Day 的檢定。
假設 H_0：阿茲海默症的 odds 比與血管性失智的 odds 比相等
檢定統計量是 2.130。
顯著機率 0.144> 顯著水準 0.05
因之，假設 H_0 無法被拒絕。
所以，假定共同的 odds 比似乎可行。

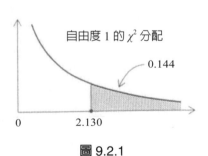

圖 9.2.1

② 這是 Cochran 的檢定。

此檢定也稱為 Mantel-Haenszel 檢定。

假設 H_0：抗憂鬱劑 A 與 B 的有效性相同

此假設也可另說成

假設 H_0：共同的 odds 比 =1

也是相同的。

檢定統計量是 5.293。

顯著機率 0.021< 顯著水準 0.05

因之，假設 H_0 被拒絕。

所以，抗憂鬱劑 A 與 B 的有效性存在差異。

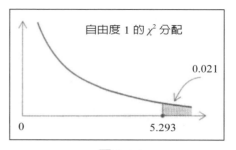

圖 9.2.2

③ 此 Mantel-Haenszel 檢定，是連續修正②的檢定。

假設 H_0 是與②相同。

④ 共同的 odds 比是 0.530。

對數 odds 比是 log(0.530) = –0.634。

【SPSS 輸出・2】

抗憂劑＊效果＊層 交叉表

個數

層			效果		總和
			無效	有效	
阿茲海默症	抗憂劑	A	11	29	40
		B	18	42	60
	總和		29	71	100
血管性失智	抗憂劑	A	24	53	77
		B	32	27	59
	總和		56	80	136

←⑤

（註）連續修正時只挪移 0.5

【輸出結果之判讀法 ‧ 2】

⑤ 從此交叉表，試求經連續修正後之 Mantel-Haenszel 的檢定統計量。

$$\text{檢定統計量} = \frac{\left\{\left|(11+24)-\frac{(29*40)}{100}+\frac{56*37}{136}\right|-0.5\right\}^2}{\frac{29*71*40*60}{100^2(100-1)}+\frac{56*80*77*59}{136^2(136-1)}}$$

$$= 60.932/13.142$$

$$= 4.636$$

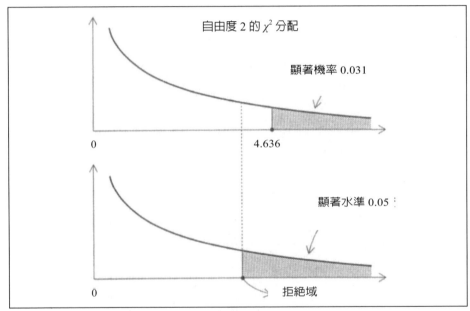

自由度 2 的 χ^2 分配

顯著機率 0.031

0   4.636

顯著水準 0.05

0   拒絕域

圖 9.2.3

檢定統計量 4.636 落在拒絕域中，所以假設 H_0 被拒絕。

第 10 章
Kaplan-Meier法

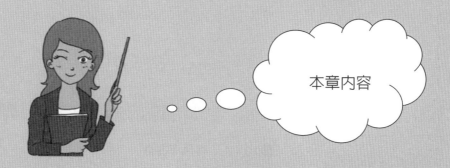

本章內容

10.1 Kaplan-Meier法簡介

所謂 Kaplan-Meier 法是求「存活率曲線」的手法。
因此，判定治療效果時，這是不可或缺的手法。

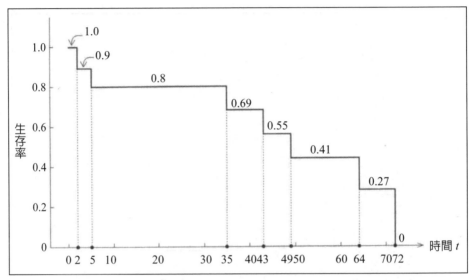

圖 10.1.1　存活率曲線

譬如，針對 2 種治療法 A，B，以 Kaplan-Meier 法求存活率曲線時，形成如下曲線，

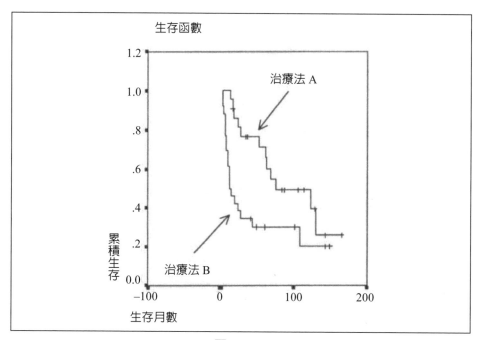

圖 10.1.2

　　所以比較此 2 條存活率時，似乎即可調查「哪一種治療法較優」。

（註）差的檢定有 log-rank 檢定。
　　假設 H_0：2 條存活率曲線一致。
　　對立假設 H_1：2 條存活率曲線不一致。

■ 存活率與中途中止數據的處理方式
　存活率的定義甚為簡單。

$$存活率 = 1 - \frac{死亡人數}{生存人數}$$

因此，10 位患者之中，至時點 t 為止如有 3 位患者死亡時，

至時點 t 為止的存活率 $= 1 - \frac{3}{10} = \frac{7}{10}$

　　患者之中也有出院者。形成此種中途中止的觀察值，要如何處理才好呢？

此處,引進時間的變數 t。

「將 10 位患者之中有 3 人死亡」的狀況,依時間 t 調查時,成為如下。

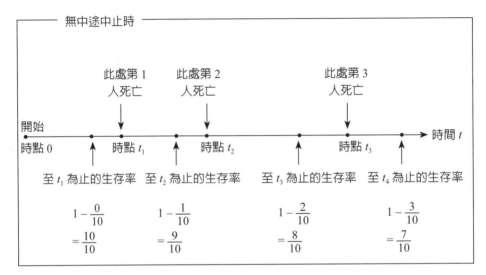

圖 10.1.3　將至時點 t 為止的時間細分化時

因此,將時點 t 的存活率如下定義:

$$在時點 t 的存活率 = 1 - \frac{死亡人數}{之前的存活人數} = 1 - 瞬間死亡率$$

如此使用定義,計算至時點 t 為止的存活率是

$$至時點 t_1 的存活率 = \frac{10}{10} = (1 - \frac{0}{10})$$

$$至時點 t_2 的存活率 = \frac{9}{10}$$

$$= \frac{10}{10} * \frac{9}{10}$$

$$= (至時點 t_1 為止的存活率) * (在時點 t_1 的存活率)$$

$$= (在時點 t_1 為止的存活率)$$

$$= (1 - 在時點 t_1 的瞬間死亡率) = (1 - \frac{1}{10})$$

$$至時點 t_3 的存活率 = \frac{8}{10}$$

$$= \frac{10}{10} * \frac{9}{10} * \frac{8}{9}$$

$$=（至時點 t_1 爲止的存活率）*（在時點 t_1 的存活率）*$$
$$（在時點 t_2 的存活率）$$
$$=（在時點 t_1 的存活率）*（在時點 t_2 的存活率）$$
$$=（1 - 在時點 t_1 的瞬間死亡率）*$$
$$（1 - 在時點 t_2 的瞬間死亡率）$$
$$=(1 - \frac{1}{10})*(1 - \frac{1}{9})$$

像這樣，將存活率以（1 - 瞬間死亡率）來考慮時，即使有中途中止的觀察值，存活率的計算似乎也是相同的。

將圖 10.1.3 以在時點 t_1 的存活率（= 1 - 在時點 t 的瞬間死亡率）來改寫時，即爲如下。

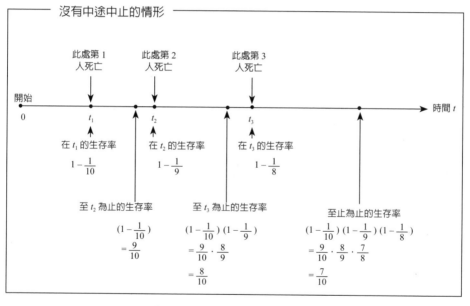

圖 10.1.4　無中途中止的數據

至時點 tn 爲止的存活率 =（1 - 在時點 t_1 的瞬間死亡率）*（1 - 在時點 t_2 的瞬間死亡率）*……*（1 - 在時點 t_{n-1} 的瞬間死亡率）

$$（n \geqq 2）$$

因此，即使有中止的數據，如以下，相繼地相乘即可計算在時點 t 的存活

率（1 – 在時點 t 的瞬間死亡率）。

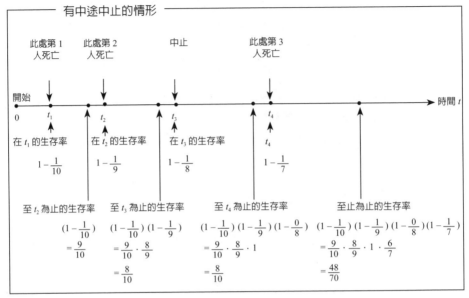

圖 10.1.5　有中止的數據

至時點 t_n 為止的存活率 $S(t_n) = (1 – h(t_1))*(1 – h(t_2))*\cdots\cdots*(1 – h(t_{n-1}))$
$$(n \geqq 2)$$

（註）有中止的觀察值時，患者人數減少 1 位，但因為是活著，所以分子是 0。

Note

10.2 利用Kaplan-Meier求存活率的方法

以下的數據是以月為單位調查 10 位患者的存活時間。

表 10.2.1

處方 No.	生存月數	狀態
1	12	中止
2	35	死亡
3	69	中止
4	72	死亡
5	43	死亡
6	5	死亡
7	40	中止
8	49	死亡
9	64	死亡
10	2	死亡

步驟 1 數據是從存活月數由小而大重排。

處方 No.	存活月數	狀態
10	2	死亡
6	5	死亡
1	12	中止
2	35	死亡
7	40	中止
5	43	死亡
8	49	死亡
9	64	死亡
3	69	中止
4	72	死亡

步驟 2 相繼地相乘（1- 瞬間死亡率），計算存活率 S(t)。

存活月數 t	狀態	1－瞬間死亡率	存活率 S（t）
2	死亡	$1 - \dfrac{1}{10} = \dfrac{9}{10}$	$\dfrac{9}{10} = 0.9$
5	死亡	$1 - \dfrac{1}{9} = \dfrac{8}{9}$	$\dfrac{9}{10} * \dfrac{8}{9} = 0.8$
12	中止	$1 - \dfrac{0}{8} = 1$	$\dfrac{9}{10} * \dfrac{8}{9} * 1 = 0.8$
35	死亡	$1 - \dfrac{1}{7} = \dfrac{6}{7}$	$\dfrac{9}{10} * \dfrac{8}{9} * 1 * \dfrac{6}{7} = 0.686$
40	中止	$1 - \dfrac{0}{6} = 1$	$\dfrac{9}{10} * \dfrac{8}{9} * 1 * \dfrac{6}{7} * 1 = 0.686$
43	死亡	$1 - \dfrac{1}{5} = \dfrac{4}{5}$	$\dfrac{9}{10} * \dfrac{8}{9} * 1 * \dfrac{6}{7} * 1 * \dfrac{4}{5} = 0.549$
49	死亡	$1 - \dfrac{1}{4} = \dfrac{3}{4}$	$\dfrac{9}{10} * \dfrac{8}{9} * 1 * \dfrac{6}{7} * 1 * \dfrac{4}{5} * \dfrac{3}{4} = 0.411$
64	死亡	$1 - \dfrac{1}{3} = \dfrac{2}{3}$	$\dfrac{9}{10} * \dfrac{8}{9} * 1 * \dfrac{6}{7} * 1 * \dfrac{4}{5} * \dfrac{3}{4} * \dfrac{2}{3} = 0.274$
69	中止	$1 - \dfrac{0}{2} = 1$	$\dfrac{9}{10} * \dfrac{8}{9} * 1 * \dfrac{6}{7} * 1 * \dfrac{4}{5} * \dfrac{3}{4} * \dfrac{2}{3} * 1 = 0.274$
72	死亡	$1 - \dfrac{1}{1} = 0$	$\dfrac{9}{10} * \dfrac{8}{9} * 1 * \dfrac{6}{7} * 1 * \dfrac{4}{5} * \dfrac{3}{4} * \dfrac{2}{3} * 1 * 0 = 0$

步驟 3　以存活月數爲橫軸，存活率爲縱軸，描繪存活率曲線。

10.3 兩條存活率曲線之差的檢定

表 10.3.1 是針對惡性腦腫瘤患者，進行全部摘除與部份摘除的手術後調查存活率的結果。

表 10.3.1

	性別	摘除方法	結果	存活月數	var
1	男	全部摘除	死亡	53	
2	女	部份摘除	死亡	12	
3	男	全部摘除	存活	143	
4	男	全部摘除	死亡	63	
5	男	部份摘除	死亡	2	
6	女	部份摘除	死亡	6	
7	女	全部摘除	存活	129	
8	男	部份摘除	死亡	2	
9	女	部份摘除	死亡	12	
10	男	全部摘除	存活	165	
11	女	部份摘除	死亡	23	
12	男	全部摘除	死亡	62	
13	男	全部摘除	死亡	124	
14	男	部份摘除	死亡	6	
15	男	全部摘除	存活	13	
16	女	部份摘除	存活	150	
17	男	部份摘除	存活	143	
18	女	部份摘除	死亡	7	
19	女	部份摘除	死亡	4	
20	男	全部摘除	死亡	18	
21	女	全部摘除	死亡	16	
22	女	部份摘除	死亡	108	
23	男	全部摘除	存活	114	
24	女	全部摘除	存活	87	
25	男	部份摘除	死亡	27	
26	男	全部摘除	存活	106	
27	男	部份摘除	存活	101	
28	男	全部摘除	存活	83	
29	男	全部摘除	死亡	69	

30	男	部份摘除	死亡	19	
31	男	部份摘除	死亡	14	
32	女	部份摘除	死亡	6	
33	女	全部摘除	死亡	75	
34	男	部份摘除	死亡	10	
35	男	全部摘除	死亡	23	
36	女	全部摘除	死亡	131	
37	女	部份摘除	死亡	10	
38	女	部份摘除	死亡	43	
39	女	部份摘除	存活	61	
40	男	部份摘除	存活	61	
41	男	部份摘除	死亡	12	
42	女	全部摘除	存活	36	
43	女	部份摘除	存活	50	
44	男	部份摘除	死亡	7	
45	男	部份摘除	存活	41	
46	男	全部摘除	存活	16	
47	男	全部摘除	死亡	27	
48	男	全部摘除	存活	34	
49					

【數據輸入類型】

表 10.3.1 的數據如下輸入。

	性別	摘除方法	結果	存活月數	var
1	1	1	0	53	
2	0	0	0	12	
3	1	1	1	143	
4	1	1	0	63	
5	1	0	0	2	
6	0	0	0	6	
7	0	1	1	129	
8	1	0	0	2	
9	0	0	0	12	
10	1	1	1	165	
11	0	0	0	23	
12	1	1	0	62	
13	1	1	0	124	
14	1	0	0	6	
15	1	1	0	13	
16	0	0	1	150	
17	1	0	1	143	
18	0	0	0	7	
19	0	0	0	4	
20	1	1	0	18	
21	0	1	0	16	
22	0	0	0	108	
23	1	1	1	114	
24	0	1	1	87	
25	1	0	0	27	
26	1	1	1	106	
27	1	0	1	101	
28	1	1	1	83	
29	1	1	0	69	

30	1	0	0	19	
31	1	0	0	14	
32	0	0	0	6	
33	0	1	0	75	
34	1	0	0	10	
35	1	1	0	23	
36	0	1	0	131	
37	0	0	0	10	
38	0	0	0	43	
39	0	0	1	61	
40	1	0	1	61	
41	1	0	0	12	
42	0	1	1	36	
43	0	0	1	50	
44	1	0	0	7	
45	1	0	1	41	
46	1	1	1	16	
47	1	1	0	27	
48	1	1	1	34	
49					

（註）性別：1→男性，0→女性
　　　摘除方法：1→全部摘除，0→部分摘除
　　　結果：1→存活，0→死亡

Note

10.4 檢定兩條存活曲線之差的步驟

【統計處之步驟】

步驟 1 數據輸入結束後,點選分析 (A),選擇存活 (S),接著選擇 Kaplan-Meier(K)。

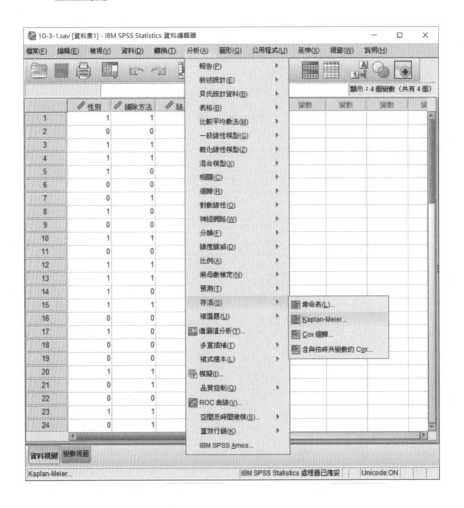

步驟 2 將存活月數移到時間 (T),摘除方法移到因子 (F),結果移到狀態 (S),按一下定義事件 (D)。

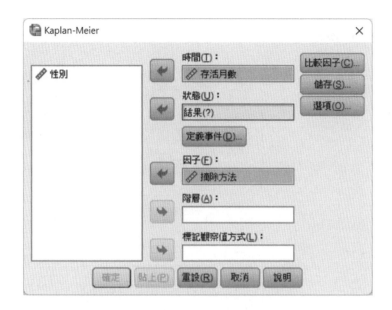

步驟 3　變成如下畫面時，將 0 輸入到單一數值 (S) 的方框中，按繼續。

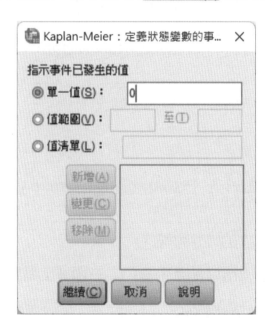

步驟 4　回到步驟 2 的畫面時，結果（？）會變成結果（0），按一下比較因子 (C)。

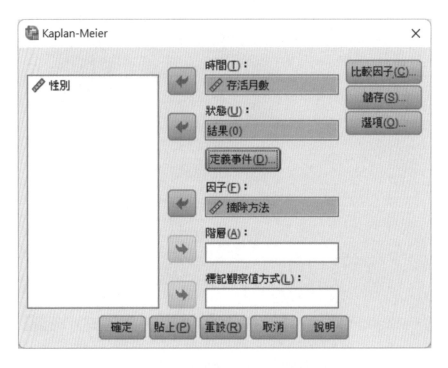

步驟 5 變成以下畫面時，勾選對數秩 (L) 後按繼續。

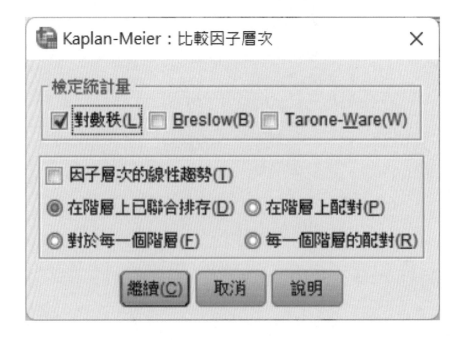

步驟 6 　回到步驟 4 的畫面時，按一下 選項 (O)，變成以下畫面時，於圖形
　　　　勾選 存活 (V) 按 繼續，回到步驟 4 的畫面按 確定。

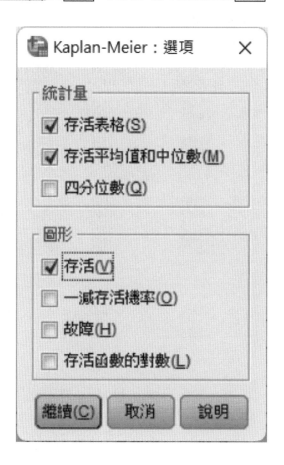

【SPSS 輸出 · 1】— 兩條存活率曲線之差的檢定

```
Survival Analysis for 存活月數

Factor 摘除方法 = 全部摘除
```

Time	Status	Cumulative Survival	Standard Error	Cumulative Events	Number Remaining
13	死亡	.9545	.0444	1	21
16	死亡	.9091	.0613	2	20
16	存活			2	19
18	死亡	.8612	.0744	3	18
23	死亡	.8134	.0843	4	17
27	死亡	.7656	.0919	5	16
34	存活			5	15
36	存活			5	14
53	死亡	.7109	.1003	6	13
62	死亡	.6562	.1065	7	12
63	死亡	.6015	.1107	8	11
69	死亡	.5468	.1134	9	10
75	死亡	.4921	.1145	10	9
83	存活			10	8
87	存活			10	7
106	存活			10	6
114	存活			10	5
124	死亡	.3937	.1270	11	4
129	存活			11	3
131	死亡	.2625	.1366	12	2
143	存活			12	1
165	存活			12	0

```
Number of Cases: 22       Censored:  10    ( 45.45%)   Events: 12
```

↑
①

【輸出結果的判讀法 · 1】

① 這是全部摘除組中的存活率 S(t)。也稱為累積存活函數。

【SPSS 輸出 · 2】—檢定兩條存活率曲線之差

Kaplan-Meier 統計

```
Survival Analysis for 存活月數

Factor 摘除方法 = 部份摘除

  Time      Status      Cumulative     Standard     Cumulative      Number
                         Survival        Error        Events      Remaining

    2         死亡                                        1            25
    2         死亡         .9231          .0523           2            24
    4         死亡         .8846          .0627           3            23
    6         死亡                                        4            22
    6         死亡                                        5            21
    6         死亡         .7692          .0826           6            20
    7         死亡                                        7            19
    7         死亡         .6923          .0905           8            18
   10         死亡                                        9            17
   10         死亡         .6154          .0954          10            16
   12         死亡                                       11            15
   12         死亡                                       12            14
   12         死亡         .5000          .0981          13            13
   14         死亡         .4615          .0978          14            12
   19         死亡         .4231          .0969          15            11
   23         死亡         .3846          .0954          16            10
   27         死亡         .3462          .0933          17             9
   41         存活                                       17             8
   43         死亡         .3029          .0911          18             7
   50         存活                                       18             6
   61         存活                                       18             5
   61         存活                                       18             4
  101         存活                                       18             3
  108         死亡         .2019          .1024          19             2
  143         存活                                       19             1
  150         存活                                       19             0

  Number of Cases:  26      Censored:   7    ( 26.92%)   Events: 19
```

【輸出結果的判讀法 · 2】

② 這是部份摘除組中的存活率 S(t)。也稱為累積存活函數。

【SPSS 輸出 ·3】

【SPSS 輸出・3】

Survival Analysis for 存活月數

		Total	Number Events	Number Censored	Percent Censored
摘除方法	部份摘除	26	19	7	26.92
摘除方法	全部摘除	22	12	10	45.45
Overall		48	31	17	35.42

Test Statistics for Equality of Survival Distributions for 摘除方法

	Statistic	df	Significance	
Log Rank	6.20	1	.0127	←③

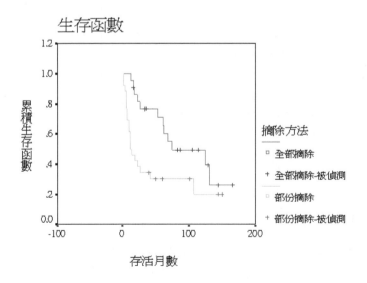

生存函數

累積生存函數 — 存活月數

摘除方法
□ 全部摘除
+ 全部摘除-被偵測
□ 部份摘除
+ 部份摘除-被偵測

【輸出結果的判讀法 ·3】

③ 這是 Logrank 檢定

假設如下：假設 H_0：2 種摘除方法在存活率上沒有差異

檢定統計量 6.20 與顯著機率之關係如下：

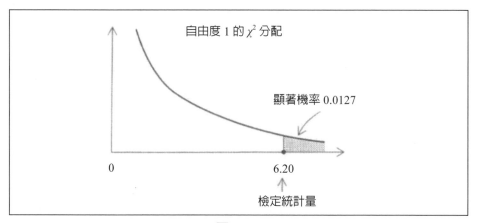

圖 10.4.1

此時，因顯著機率 0.0127< 顯著水準 0.05，因之，拒絕虛無假設 H_0。
所以，全部摘除與部份摘除法在存活率上存在有差異。

Note

第 11 章
Cox迴歸分析

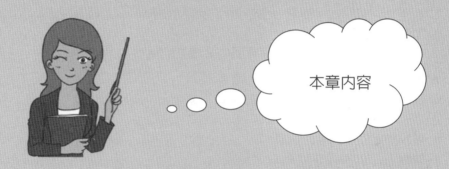

本章內容

11.1 Cox迴歸分析簡介

所謂 Cox 迴歸分析是利用比例 hazard 模式研究存活率的手法。將比例 hazard 模式是設

$h_0(t)$……成為基準的瞬間死亡率

$h(t)$…… 研究對象的瞬間死亡率

$h_0(t)$ 與 $h(t)$ 是使用共變量 $x_1, x_2, \cdots, x_p$ 表示為如下的模式，即

$$h(t) = h_0(t) \cdot \mathrm{Exp}(\beta_1 x_1 + \beta_2 x_2 + \cdots + \beta_p x_p)$$

研究對象的瞬間死亡率＝成為基準之瞬間死亡率 * 比例常數

共變量也稱為預後因子。

由於共變量的部份是像比例常數，所以也稱為比例 hazard。

共變量 $x_1, x_2, \cdots, x_p$ 有兩種：

1. 不依存時間的共變量（像是男女之類的變數）
2. 時間依存性共變量

Cox 迴歸分析是處理不依存時間的共變量的情形。

■ 進行 Cox 迴歸分析可以知道什麼？

進行 Cox 迴歸分析時，可以知道以下事項。

1. 可以檢定以下的各個假設

假設 $H_0 : \beta_1 = 0$　共變量 x_1 之係數

　　　$H_0 : \beta_2 = 0$　共變量 x_2 之係數

如拒絕此假設 H_0 時，譬如拒絕假設 $H_0 : \beta_1 = 0$，亦即 $\beta_1 \neq 0$ 時，可知「共變量 x_1 影響死亡率」。

Cox 迴歸模型，又稱「比例風險迴歸模型（proportional hazards model，簡稱 Cox 模型）」，是由英國統計學家 D.R.Cox（1972）年提出的一種半參數迴歸模型。該模型以生存結局和生存時間為因變量，可同時分析眾多因素對生存期的影響，能分析帶有截尾生存時間的資料，且不要求估計資料的生存分布類型。由於上述優良性質，該模型自問世以來，在醫學隨訪研究中得到廣泛的應用，是迄今生存分析中應用最多的多因素分析方法。

Tea Break

2. 可以繪製生存函數 S(t) 的圖形。

3. 可以求生存率。

> **需要注意**
>
> 進行 Cox 迴歸時有一個前提是需要的，就是
>
> 「比例 hazard 性之成立」。
>
> 本章，爲了確認比例 hazard 性，使用了不少篇幅。

以下的數據是有關腦中風死亡的觀察結果。

以腦中風的危險因子來說經常出現的是

飲酒、HDL（膽固醇），

因此，將人種、年齡、飲酒、HDL（膽固醇）當作共變量，進行 Cox 迴歸分析。

	人種	年齡	飲酒	hdl	腦中風	觀測月數	var
1	黑人	42	略微	.92	死亡	11.0	
2	黑人	71	不喝	1.64	中止	12.0	
3	白人	37	經常	1.10	死亡	12.4	
4	白人	60	略微	1.57	中止	13.0	
5	黑人	58	經常	.96	死亡	13.1	
6	黑人	74	不喝	1.36	中止	14.7	
7	黑人	47	經常	.99	死亡	18.8	
8	黑人	38	不喝	1.54	中止	19.8	
9	黑人	71	略微	1.10	死亡	21.3	
10	黑人	32	不喝	1.01	死亡	21.8	
11	白人	58	不喝	1.20	死亡	22.2	
12	黑人	24	略微	.84	死亡	23.6	
13	黑人	40	不喝	1.26	中止	24.3	
14	黑人	31	經常	1.34	中止	25.4	
15	黑人	72	略微	1.10	死亡	26.6	
16	黑人	40	經常	.92	死亡	28.3	
17	白人	44	略微	1.55	中止	29.5	
18	白人	46	不喝	1.45	中止	31.5	
19	白人	51	略微	1.14	死亡	33.5	
20	黑人	49	略微	.94	死亡	37.7	
21	白人	51	經常	1.10	死亡	40.8	
22	黑人	44	略微	1.14	中止	41.3	
23	黑人	43	經常	1.03	死亡	41.4	
24	白人	41	略微	1.25	中止	41.5	
25	白人	79	不喝	1.49	中止	42.4	
26	白人	46	略微	.94	死亡	43.0	
27	黑人	38	不喝	.81	死亡	43.5	
28	白人	58	略微	1.26	中止	44.4	
29	黑人	51	略微	.88	死亡	45.1	

30	黑人	30	不喝	.95	死亡	45.3	
31	白人	48	略微	1.18	死亡	46.5	
32	白人	55	經常	1.20	中止	56.2	
33	白人	46	經常	1.18	死亡	56.6	
34	白人	44	不喝	1.50	中止	59.0	
35	白人	48	略微	1.04	中止	62.5	
36	黑人	46	略微	.92	死亡	64.3	
37	白人	53	不喝	1.57	中止	66.0	
38	黑人	72	不喝	1.04	死亡	66.8	
39	白人	31	不喝	1.41	中止	76.1	
40	黑人	51	經常	1.17	中止	80.5	
41							

【據輸入類型】

表 13.1.1 的數據如下輸入 。

	人種	年齡	飲酒	hdl	腦中風	觀測月數	var
1	0	42	1	.92	1	11.0	
2	0	71	0	1.64	0	12.0	
3	1	37	2	1.10	1	12.4	
4	1	60	1	1.57	0	13.0	
5	0	58	2	.96	1	13.1	
6	0	74	0	1.36	0	14.7	
7	0	47	2	.99	1	18.8	
8	0	38	0	1.54	0	19.8	
9	0	71	1	1.10	1	21.3	
10	0	32	0	1.01	1	21.8	
11	1	58	0	1.20	1	22.2	
12	0	24	1	.84	1	23.6	
13	0	40	0	1.26	0	24.3	
14	0	31	2	1.34	0	25.4	
15	0	72	1	1.10	1	26.6	
16	0	40	2	.92	1	28.3	
17	1	44	1	1.55	0	29.5	
18	1	46	0	1.45	0	31.5	
19	1	51	1	1.14	1	33.5	
20	0	49	1	.94	1	37.7	
21	1	51	2	1.10	1	40.8	
22	0	44	1	1.14	0	41.3	
23	0	43	2	1.03	1	41.4	
24	1	41	1	1.25	0	41.5	
25	1	79	0	1.49	0	42.4	
26	1	46	1	.94	1	43.0	
27	0	38	0	.81	1	43.5	
28	1	58	1	1.26	0	44.4	
29	0	51	1	.88	1	45.1	

	人種	年齡	飲酒	hdl	腦中風	觀測月數	var
30	0	30	0	.95	1	45.3	
31	1	48	1	1.18	1	46.5	
32	1	55	2	1.20	0	56.2	
33	1	46	2	1.18	1	56.6	
34	1	44	0	1.50	0	59.0	
35	1	48	1	1.04	0	62.5	
36	0	46	1	.92	1	64.3	
37	1	53	0	1.57	0	66.0	
38	0	72	0	1.04	1	66.8	
39	1	31	0	1.41	0	76.1	
40	0	51	2	1.17	0	80.5	
41							

（註）人種：

　　　黑人　0
　　　白人　1
　　飲酒：
　　　不喝　0
　　　略為　1
　　　經常　2
　　腦中風：
　　　中止　0
　　　死亡　1

11.2 Cox迴歸分析的步驟

【統計處理的步驟】

步驟 1　數據輸入結束時，點選分析 (A)，選擇存活分析 (S)，從子清單中選擇 COX 迴歸分析 (C)。

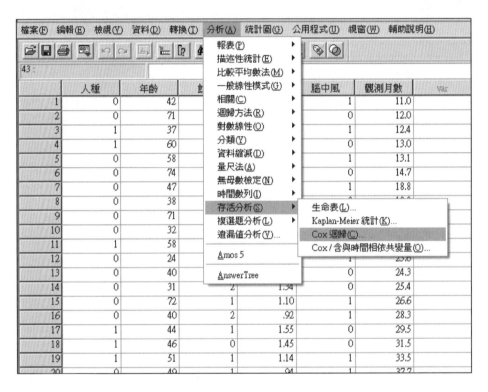

步驟 2　變成以下畫面時，將觀測月數移到時間 (I) 的方框中，腦中風移到狀態 (S) 的方框中，再按定義事件 (F)。

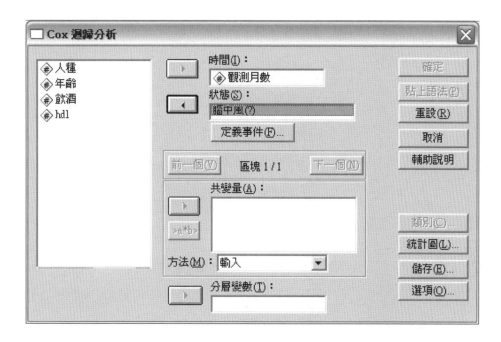

步驟 3　變成以下畫面時，在單一值 (S) 的方格中輸入 1，按繼續。

步驟 4　回到步驟 2 的畫面時，確認成為腦中風 (1)，將飲酒移到共變量 (A) 的方框中，接著按類別 (C)。

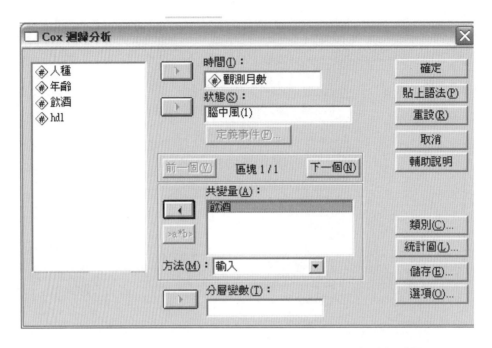

步驟 5　變成了定義類別共變量時，如以下將飲酒移到類別共變量 (T) 的方框中。

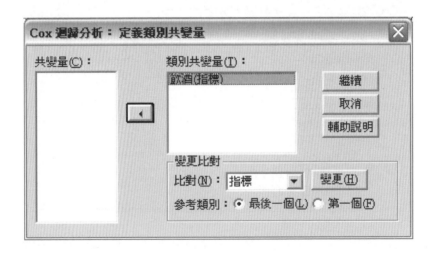

步驟 6　參照類別之處，勾選第一個 (F)，接著按一下變更 (H) 即變成如下，接著按繼續。

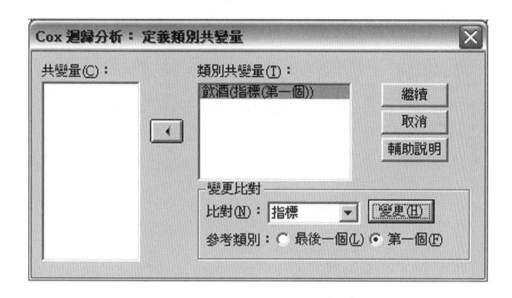

步驟 7　回到步驟 4 的畫面時，確認成爲飲酒（類別）後，將年齡和 HDL
移到共變量 (A) 的方框中。

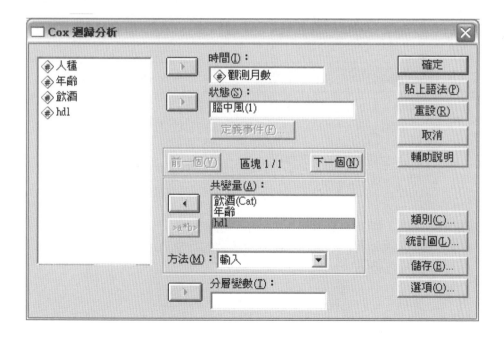

步驟 8　將人種移到分層變數 (T) 的方框中，接著按儲存 (E)。

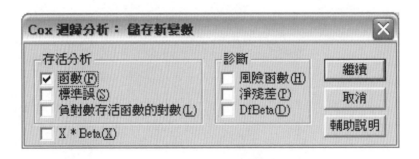

步驟 9　勾選存活分析的函數 (F)，按繼續。

步驟 10　回到步驟 8 的畫面時，按一下統計圖 (L)，變成如下的畫面時，勾選存活分析 (S) 與負對數存活函數的對數 (L)，再回到步驟 8 的畫面後按繼續。

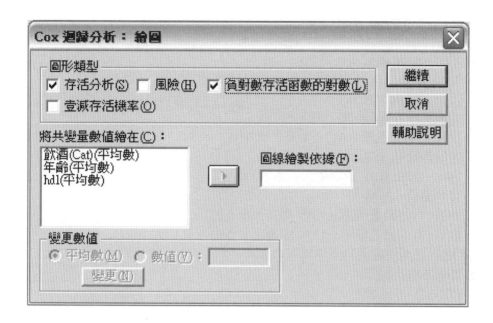

【SPSS 輸出 ·1】─ COX 迴歸分析

Cox迴歸

模式係數的 Omnibus 檢定

-2 對數概似
97.970

區塊 1:方法 = 輸入

模式係數的 Omnibus 檢定 a.b

-2 對數概似	概要 (分數)			從前一個步驟變更			從前一個區塊變更		
	卡方	自由度	顯著性。	卡方	自由度	顯著性。	卡方	自由度	顯著性。
86.836	8.890	4	.064	11.134	4	.025	11.134	4	.025

a. 開始區塊就碼0,初始對數概似函數\: -2 對數概似\: 97.970

b. 開始區塊就碼1。方法＝輸入

方程式中的變數

	B	SE	Wald	自由度	顯著性。	Exp(B)
飲酒			1.971	2	.373	
飲酒(1)	.221	.588	.142	1	.707	1.248
飲酒(2)	.857	.646	1.760	1	.185	2.356
年齡	.012	.023	.246	1	.620	1.012
HDL	-5.965	2.369	6.338	1	.012	.003

①

②　③

【輸出結果的判讀法 ·1】

① 比例 hazard 函數 h(t) 是

$h(t) = h_0(t) \cdot EXP(0.012*$ 年齡 $+ 0.221*$ 飲酒 (1) $+ 0.857*$ 飲酒 (2) $- 5.965*HDL)$

② 如觀察顯著機率的地方時，

HDL 的顯著機率 0.012< 顯著水準 0.05

所以假設 H_0 被拒絕。

因此，得知 HDL 對腦中風有影響。

在飲酒這一方面，

飲酒 (1) 的顯著機率 0.707> 顯著水準 0.05

飲酒 (2) 的顯著機率 0.185> 顯著水準 0.05

因此，不能說飲酒對腦中風有影響。

③ 如看 EXP(B) 的地方時，

飲酒 (1) … 1.248

飲酒 (2) … 2.356

略微飲酒的人比不飲酒的人，變成腦中風的風險是 1.248 倍

經常飲酒的人比不飲酒的人，變成腦中風的風險是 2.356 倍

【SPSS 輸出 ·2】

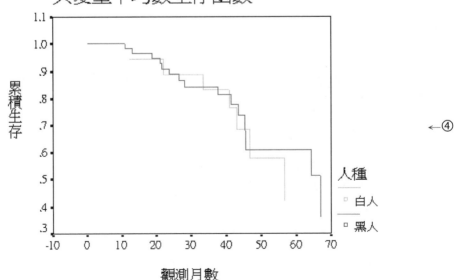

共變量平均數生存函數

累積生存 / 觀測月數

人種
□ 白人
□ 黑人

← ④

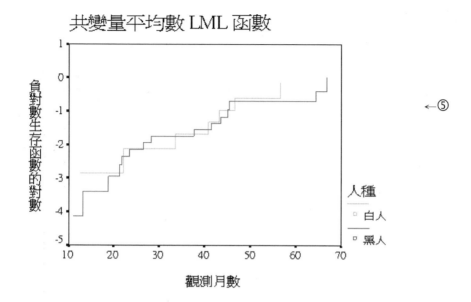

共變量平均數 LML 函數

← ⑤

【輸出結果的判讀法・2】

④ 白人的存活函數圖與黑人的存活函數圖可分別畫出。

⑤ LML 是 Log Minus Log 的簡稱。

　　分成白人與黑人兩層，製作 Log(–LogS(t)) 之後，兩條線幾乎平行。

　　因此可以認為比例 hazard 性是成立的。

【SPSS 輸出 · 3】

	人種	年齡	飲酒	hdl	腦中風	觀測月數	sur_1	var
1	0	42	1	.92	1	11.0	.94036	
2	0	71	0	1.64	0	12.0	.99906	
3	1	37	2	1.10	1	12.4	.87374	
4	1	60	1	1.57	0	13.0	.99436	
5	0	58	2	.96	1	13.1	.79396	
6	0	74	0	1.36	0	14.7	.98922	
7	0	47	2	.99	1	18.8	.76365	
8	0	38	0	1.54	0	19.8	.99613	
9	0	71	1	1.10	1	21.3	.87225	
10	0	32	0	1.01	1	21.8	.85683	
11	1	58	0	1.20	1	22.2	.91895	
12	0	24	1	.84	1	23.6	.54682	
13	0	40	0	1.26	0	24.3	.95357	
14	0	31	2	1.34	0	25.4	.93928	
15	0	72	1	1.10	1	26.6	.76169	
16	0	40	2	.92	1	28.3	.28605	
17	1	44	1	1.55	0	29.5	.98894	
18	1	46	0	1.45	0	31.5	.98358	
19	1	51	1	1.14	1	33.5	.80429	
20	0	49	1	.94	1	37.7	.45608	
21	1	51	2	1.10	1	40.8	.47685	
22	0	44	1	1.14	0	41.3	.79872	
23	0	43	2	1.03	1	41.4	.37789	
24	1	41	1	1.25	0	41.5	.86696	
25	1	79	0	1.49	0	42.4	.95844	
26	1	46	1	.94	1	43.0	.25338	
27	0	38	0	.81	1	43.5	.17251	
28	1	58	1	1.26	0	44.4	.79145	
29	0	51	1	.88	1	45.1	.12194	

（註）死亡 1，中止 2。　　　　　　　　
　　　　　　　　　　　　　　　⑥　　　　　　⑦

【輸出結果的判讀法 · 3】

⑥ 腦中風是狀態變數。
⑦ 這是累積存活函數的存活率。

Note

11.3 比例hazard性是否成立？

COX 迴歸分析的重點是可以假定「比例 hazard 性」嗎？

如仔細觀察比例 hazard 模式時，可分以下兩個部份

$$h(t) = h_0(t) \cdot Exp\left(\beta_1 x_1 + \beta_2 x_2 + \cdots + \beta_p x_p\right)$$

與時間有關的部份　　　與時間無關的部份

因此

患者 A 的 hazard 函數 $= h_0(t) \cdot Exp(\beta_1 a_1 + \beta_2 a_2 + \cdots + \beta_p a_p)$

患者 B 的 hazard 函數 $= h_0(t) \cdot Exp(\beta_1 b_1 + \beta_2 b_2 + \cdots + \beta_p b_p)$

取兩者之比時，兩個 hazard 函數之比

$$\text{hazard 函數之比} = \frac{Exp\left(\beta_1 a_1 + \beta_2 a_2 + \cdots + \beta_p a_p\right)}{Exp\left(\beta_1 b_1 + \beta_2 b_2 + \cdots + \beta_p b_p\right)}$$

不隨時間發動經常成為常數，此事稱為「**比例 hazard 性**」。

也就是說，為了應用 COX 迴歸分析，「**比例 hazard 性的確認**」是非常重要的。

確認比例 hazard 性的方法有以下兩種：

1. 利用 log(–log) 的圖形表現
2. 檢定時間 t 與共變量 x 之交互作用

   在此之前，先略微學習「風險函數 h(t) 與存活函數 S(t) 之關係」。

■ 風險函數 h(t) 與存活函數 S(t) 之關係

存活函數 S(t) 當作

S(t) = 至時點 t 為存活的機率

此時，從時點 t 到時點 t + Δt 為止的生存人數即為如下。

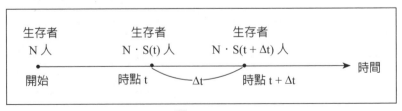

圖 11.3.1

因此，從時點 t 到時點 t + Δt 為止的每單位時間的死亡人數即為

$$\frac{N \cdot S(t) - N \cdot S(t + \Delta t)}{\Delta t}$$

其中，在時點 t 中的風險函數 h(t)，
如 Δt → 0 時，則

$$\text{風險函數 } h(t) = \lim_{\Delta t \to 0} \frac{\dfrac{N \cdot S(t) - N \cdot S(t + \Delta t)}{\Delta t}}{N \cdot S(t)}$$

$$= \lim_{\Delta t \to 0} \frac{S(t) - S(t + \Delta t)}{\Delta t \cdot S(t)}$$

如略為詳細調查風險函數 h(t) 與生存函數 S(t) 時

$$h(t) = \lim_{\Delta t \to 0} \frac{S(t) - S(t + \Delta t)}{\Delta t \cdot S(t)} - \frac{1}{S(t)} \cdot \lim_{\Delta t \to 0} \frac{S(t + \Delta t) - S(t)}{\Delta(t)}$$

$$= -\frac{1}{S(t)} \cdot \frac{dS(t)}{dt}$$

$$= -\frac{d}{dt} (\log S(t))$$

試將此兩邊從 0 積分到 t 時，

$$\int_0^t h(u)\,du = \int_0^t \left\{ -\frac{d}{dt}(\log S(u)) \right\} du$$

$$= \left[-\log S(u) \right]_0^t$$

$$= -\log S(t) + \log S(0)$$

$$= -\log S(t)$$

將此積分的式子稱為累積 hazard 函數。

$$H(t) = \int_0^t h(u)\,du = -\log S(t)$$

註：如果按以下表示時

$$\int_0^t h(t)\,dt = \int_0^t \left\{ -\frac{d}{dt}(\log S(t)) \right\} dt$$

記號 t 會混亂，所以列式如下再積分。

$$h(u) = -\frac{d}{dt}(\log S(u))$$

■ 比例 hazard 性的驗證 -1

1. 利用 log (– log) 的圖形表現

Hazard 函數 h(t) 與存活函數 s(t) 之關係是

$$h(t) = -\frac{d(\log s(t))}{dt}$$

將兩邊從 0 積分到 t 時

$$\int_0^t h(u)du = -\log s(t) + \log s(o)$$

譬如，將共變量 x 當作性別（女性 = 0，男性 = 1）時的 Hazard 函數

$$h(t) = h_0(t) \cdot Exp(\beta x)$$

之情形，

$$\rightarrow \int_0^t h_0(t)Exp(\beta x)dx = -\log s(t)$$

$$\rightarrow Exp(\beta x)\int_0^t h_0 u)du = -\log s(t)$$

因此，兩邊取對數時，

$$\log\left\{Exp(\beta x).\int_o^t h_0(u)du\right\} = \log(-\log s(t))$$

$$\beta x + \log\left\{\int_o^t h_0(u)du\right\} = \log(-\log s(t))$$

此時，左邊的

$$\log\left\{\int_o^t h_0(u)du\right\}$$

僅僅是由時間決定的值，它是與共變量 x 無關之值。

因此，共變量 x 就男性與女性分別調查 $\log(-\log s(t))$ 時：

共變量 x 是女性時……$x = 0$

$$\log(-\log s(t)) = \log\left\{\int_o^t h_0(t)dt\right\} + \beta.0$$

共變量 x 是男性時……$x = 1$

$$\log(-\log s(t)) = \log\left\{\int_o^t h_0(t)dt\right\} + \beta.1$$

因此，將

橫軸取成時間 t，縱軸取成 $\log(-\log s(t))$ 時
男性與女性的圖形應成為如下：

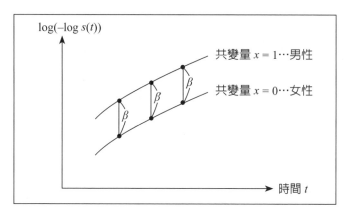

圖 11.3.2

也就是說，

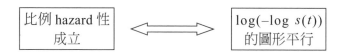

作圖後如平行時，可以想成是比例 hazard 性成立。

■ 比例 hazard 性的驗證 -2

2. 時間 t 與共變量 x 是的交互作用
回想二因子的變異數分析。
當 2 個因子 A.B 之間有交互作用時，

表 13.3.1　2 因子的數據

因子 A ＼ 因子 B	水準 B_1	水準 B_2
水準 A_1		
水準 A_1		

以圖形表示此交互作用時，形成如下之狀態。

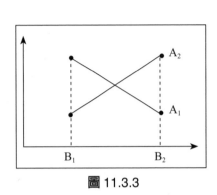

圖 11.3.3

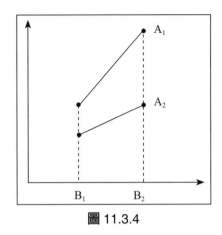

圖 11.3.4

相反的，2 個因子 A, B 之間無交互作用時，以圖形表示即為如下：

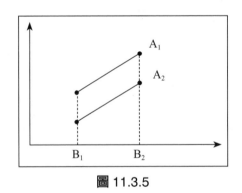

圖 11.3.5

形成平行。

換言之，為了確認比例 hazard 性（不隨時間變動，經常為常數），得知進行時間 t 與共變量 x 之交互作用的檢定即可。

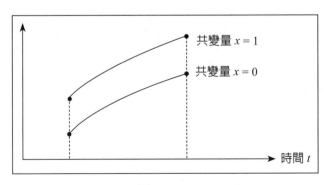

圖 13.3.6

此時的假設 H_0 即為

　　假設 H_0：時間 t 與共變量 x 之間無交互作用

SPSS 為了檢定此假設可以利用「存活時間的 *cox* 迴歸分析」。

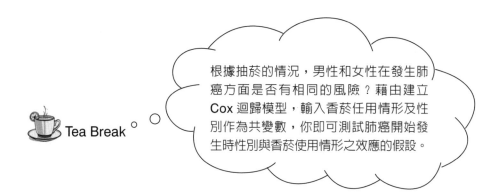

根據抽菸的情況，男性和女性在發生肺癌方面是否有相同的風險？藉由建立 Cox 迴歸模型，輸入香菸任用情形及性別作為共變數，你即可測試肺癌開始發生時性別與香菸使用情形之效應的假設。

11.4 比例hazard性的驗證(一)

比例 hazard 性的驗證，有以下 2 種方法。

1. 利用log (– log) 的作圖方法
關於利用此作圖的方法，請參照前面。

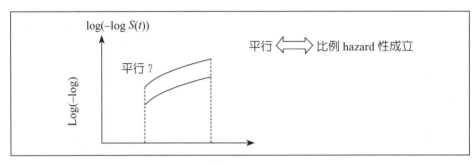

圖 11.4.1

2. 利用時間 t 與共變量 x 之交互作用的方法

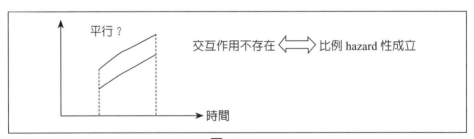

圖 11.4.2

交互作用不存在 ⟺ 比例 hazard 性成立

此處，使用 SPSS 分析時間 t 與共變量 x 之交互作用。

〔**數據輸入類型**〕

將表 13.1.1 的數據，如下輸入。

	人種	年齡	飲酒	hdl	腦中風	觀測月數	var
1	0	42	1	.92	1	11.0	
2	0	71	0	1.64	0	12.0	
3	1	37	2	1.10	1	12.4	
4	1	60	1	1.57	0	13.0	
5	0	58	2	.96	1	13.1	
6	0	74	0	1.36	0	14.7	
7	0	47	2	.99	1	18.8	
8	0	38	0	1.54	0	19.8	
9	0	71	1	1.10	1	21.3	
10	0	32	0	1.01	1	21.8	
11	1	58	0	1.20	1	22.2	
12	0	24	1	.84	1	23.6	
13	0	40	0	1.26	0	24.3	
14	0	31	2	1.34	0	25.4	
15	0	72	1	1.10	1	26.6	
16	0	40	2	.92	1	28.3	
17	1	44	1	1.55	0	29.5	
18	1	46	0	1.45	0	31.5	
19	1	51	1	1.14	1	33.5	
20	0	49	1	.94	1	37.7	
21	1	51	2	1.10	1	40.8	
22	0	44	1	1.14	0	41.3	
23	0	43	2	1.03	1	41.4	
24	1	41	1	1.25	0	41.5	
25	1	79	0	1.49	0	42.4	
26	1	46	1	.94	1	43.0	
27	0	38	0	.81	1	43.5	
28	1	58	1	1.26	0	44.4	
29	0	51	1	.88	1	45.1	

	人種	年齡	飲酒	hdl	腦中風	觀測月數	var
30	0	30	0	.95	1	45.3	
31	1	48	1	1.18	1	46.5	
32	1	55	2	1.20	0	56.2	
33	1	46	2	1.18	1	56.6	
34	1	44	0	1.50	0	59.0	
35	1	48	1	1.04	0	62.5	
36	0	46	1	.92	1	64.3	
37	1	53	0	1.57	0	66.0	
38	0	72	0	1.04	1	66.8	
39	1	31	0	1.41	0	76.1	
40	0	51	2	1.17	0	80.5	
41							

11.5 比例hazard性的驗證(二)

〔統計處理的步驟〕

步驟 1　據輸入結束後，點選分析 (A)，從子清單選擇存活分析 (S)。
接著，從清單中選擇 Cox/ 含與時間相依共變量 (O)。

步驟 2　成以下畫面時，將 T_ 移到 T-COV- 的表示式 (E) 的方框中。
接著，按一下模型。

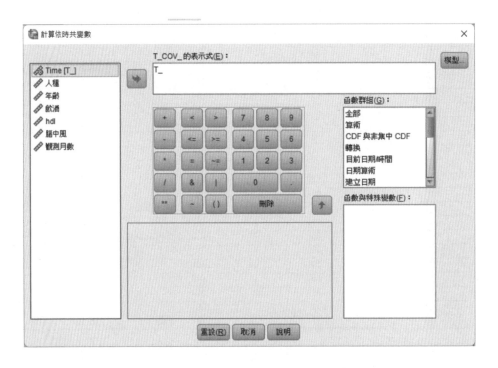

步驟 3　變成以下畫面時，左邊的方框中理應出現 T_COV。

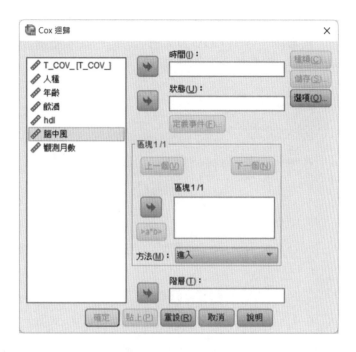

步驟 4　將觀測的月數移到時間 (I) 的方框中，腦中風移到狀態 (S) 的方框中，利用定義事件 (F) 後，當作腦中風 (1)。

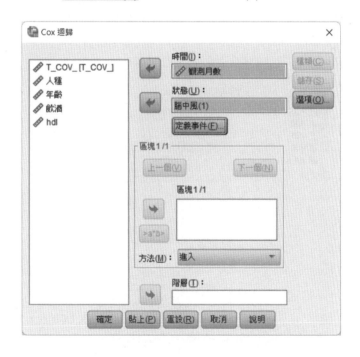

步驟 5　其次是時間 t 與共變量的交互作用。此處甚為重要。
　　　　首先，相繼按一下 T_COV 與人種。於是，在<u>共變量 (A)</u> 的左下方
　　　　浮現<u>>a*b></u>。因此按一下<u>>a*b></u>時…。

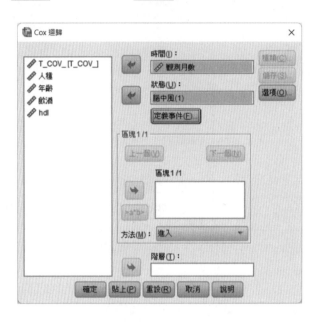

步驟 6　區塊 1/1 的方框中，理應成為如下 T_COV_* 人種。
　　　　於是出現了時間 t 與共變量的交互作用變項。

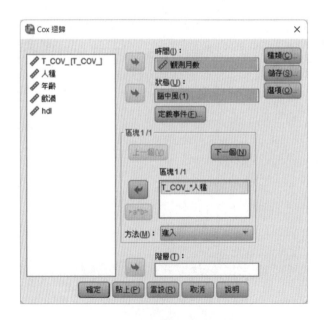

步驟7 接著，按下一個將飲酒移到 區塊 2/2 的方框中。
然後，按一下 種類 (C)。

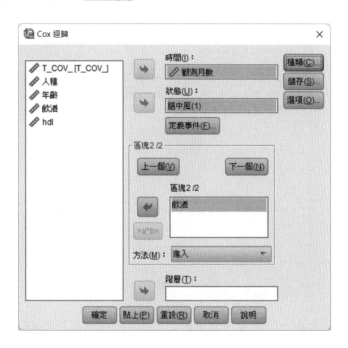

步驟8 如出現定義類別共變量的畫面時，如下將飲酒移到 類別共變量 (T) 的方框中。

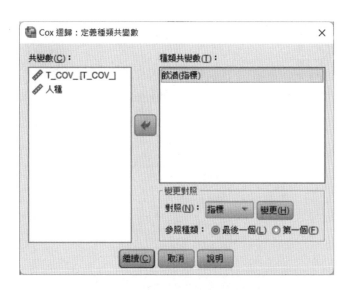

步驟 9 在參考類別的地方按一下第一個 (F)。
接著,按一下變更 (H),變成如下。
然後,按繼續。

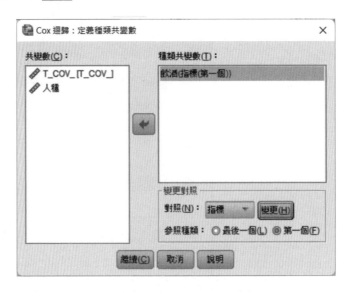

步驟 10 回到步驟 7 的畫面,將年齡與 hdl 分別移到共變量 (A) 的方框中,
再按確定。

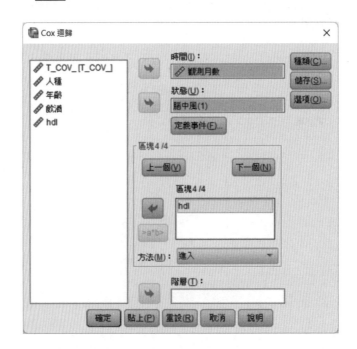

〔**SPSS 輸出**〕—比例 hazard 性的驗證

方程式中的變數

	B	SE	Wald	自由度	顯著性 ^	Exp(B)
飲酒			2.319	2	.314	
飲酒(1)	.195	.581	.112	1	.737	1.215
飲酒(2)	.907	.645	1.980	1	.159	2.478
年齡	.011	.023	.221	1	.638	1.011
HDL	-6.607	2.345	7.938	1	.005	.001
T_COV_*人種	.012	.017	.549	1	.459	1.012

〔**輸出結果的判讀法**〕

① 觀察顯著機率的 T_COV* 人種的地方時，
　　　顯著機率 0.459 > 顯著水準 0.05
　因此，以下的假設不能拒絕，
　　　H_0：時間 t 與人種之間無交互作用。
　由此得知
　　　「比例 hazard 性成立」。

■ Cox 迴歸與 Kaplan－Meier 法的不同
　此差異明顯出現在能處理的數據上。
　Cox 迴歸分析的數據

表 13.5.1　Cox 迴歸分析的數據類型

處方 No.	生存月數	狀態	性別	年齡	

Kaplan-Meier 法的數據

表 13.5.2　Kaplan-Meier 法的數據類型

處方 No.	生存月數	狀態	?	?	

　　換言之，Cox 迴歸分析是可以處理共變量，而 Kaplan－Meier 法是無法處理共變量。

■ 比例 hazard 模式與複迴歸分析、Logistic 迴歸分析之不同
　　試觀察各分析中所處理的模式：
Cox 迴歸分析模式

$$\log \frac{h(t)}{h_0(t)} = \beta_1 \chi_1 + \beta_2 \chi_2 + \cdots\cdots + \beta_p \chi_p$$

複迴歸分析模式

$$y = \beta_1 \chi_1 + \beta_2 \chi_2 + \cdots\cdots + \beta_p \chi_p + \beta_0$$

Logistic 迴歸分析模式

$$\log \frac{y}{1-y} = \beta_1 \chi_1 + \beta_2 \chi_2 + \cdots\cdots + \beta_p \chi_p + \beta_0$$

　　像這樣，模式是略有不同的。但是，最大的不同卻是「中途中止」。
　　Cox 迴歸分析是可以處理中途中止的數據，但複迴歸分析與 Logistic 迴歸分析是無法處理中途中止的數據。

■ 比例 hazard 模式與信用風險
　　原本是存活率分析所開發的比例 hazard 模式，但是卻意外地受到利用。
　　以下的 2 個事件可以看成是雷同的。
　　　　「死亡」=「倒閉」
　　像這樣，將「死亡」想成是「倒閉」，在金融證券的領域中，將比例 hazard 模式當作「測量信用風險」，可加以利用。

表 13.5.3

處方 No.	生存月數	年齡	性別	狀態	
				死亡 死亡 中止	

　「死亡」想成倒閉時，比例 hazard 模式對銀行或證券的證券風險是有效的。

表 13.5.4

顧客 No.	借貸月數	年齡	性別	狀態	
				倒閉 償還 倒閉	

Note

第 12 章
對數線性分析

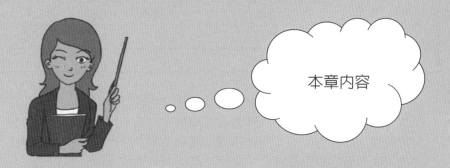

本章內容

12.1 對數線性分析的簡介

以下的數據是針對痴呆患者調查抗憂劑之效果。針對阿茲海默症與血管性失智的 2 組，投入 2 種抗憂劑 A,B 之後，改善痴呆認為有效的人數與無效的人數，表示如下。

表 12.1.1

層	抗憂劑	效果	
		有效	無效
層 1 阿茲海默症	抗憂劑 A	24 人	11 人
	抗憂劑 B	42 人	18 人
層 2 血管性失智	抗憂劑 A	53 人	24 人
	抗憂劑 B	27 人	32 人

想知道的事情是「抗憂劑 A 與抗憂劑 B 的有效性有無差異？」
此時，有效的統計處理即為**對數線性分析**。
對數線性分析的重點是「交互作用的處理」。
因此，此數據的重點是針對「層與抗憂劑與效果的交互作用」。
如忽略此交互作用的存在，如下整理數據時，有時會下錯誤的結論。

表 12.1.2 　*此種表現是危險的！*

抗憂劑	有效	無效
A	29+53	11+24
B	42+27	18+32

但是，表 12.1.1 的數據也可以如下表現。

表 12.1.3　另外的表現

層	抗憂劑	效果	患者人數
層 1	A	有效	29 人
		無效	18 人
	B	有效	42 人
		無效	18 人
層 2	A	有效	53 人
		無效	24 人
	B	有效	27 人
		無效	32 人

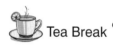

Tea Break。

對數線性分析是把列聯表資料的網格次數的對數，表示為各變量及其之互效應的線性模型，然後運用變異數分析的基本思想，以及邏輯變換來檢驗各變量及其交互效應的作用大小。

12.2 對數線性分析的交互作用──此處是重點！

就對數線性分析的交互作用來考察。
在對數線性分析的模式中，

$$\log(m_{ijk}) = u + \alpha_i + \beta_j + r_k + (\alpha\beta)_{ik} + (\alpha\gamma)_{ik} + (\beta r)_{jk} + (\alpha\beta\gamma)_{ijk}$$

其中
$(\alpha\beta)_{ik}$、$(\alpha r)_{ik}$、$(\beta\gamma)_{ik}$…… 2 次的交互作用
$(\alpha\beta\gamma)_{ijk}$…… 3 次的交互作用
即為交互作用的部分。
首先，試注意 2 次交互作用中，即
$(\beta\gamma)_{11}$
看看。

表 12.2.1

層	抗憂劑	效果	
		有效	無效
阿茲海默症	A	m_{111}	m_{112}
	B	m_{121}	m_{122}
血管性失智	A	m_{211}	m_{212}
	B	m_{221}	m_{222}

參數 $\alpha_1, \alpha_2, \beta_1, \beta_2, \gamma_1, \gamma_2$ 與表 12.2.1 的數據如下形成對應。

$\begin{cases} \alpha_1 \cdots\cdots 阿茲海默症 \\ \alpha_2 \cdots\cdots 血管性失智 \end{cases}$

$\begin{cases} \beta_1 \cdots\cdots 抗憂劑 A \\ \beta_2 \cdots\cdots 抗憂劑 B \end{cases}$

$\begin{cases} \gamma_1 \cdots\cdots 有效 \\ \gamma_2 \cdots\cdots 無效 \end{cases}$

因此，使用所有的參數表示對線性分析的模式時，即為

$$\log(m_{111}) = \mu + \alpha_1 + \beta_1 + \gamma_1 + (\alpha\beta)_{11} + (\alpha\gamma)_{11} + (\beta\gamma)_{11} + (\alpha\beta\gamma)_{111}$$
$$\log(m_{112}) = \mu + \alpha_1 + \beta_1 + \gamma_2 + (\alpha\beta)_{11} + (\alpha\gamma)_{12} + (\beta\gamma)_{12} + (\alpha\beta\gamma)_{112}$$
$$\log(m_{121}) = \mu + \alpha_1 + \beta_2 + \gamma_1 + (\alpha\beta)_{12} + (\alpha\gamma)_{11} + (\beta\gamma)_{21} + (\alpha\beta\gamma)_{121}$$
$$\log(m_{122}) = \mu + \alpha_1 + \beta_2 + \gamma_2 + (\alpha\beta)_{12} + (\alpha\gamma)_{12} + (\beta\gamma)_{22} + (\alpha\beta\gamma)_{122}$$
$$\log(m_{211}) = \mu + \alpha_2 + \beta_1 + \gamma_1 + (\alpha\beta)_{21} + (\alpha\gamma)_{21} + (\beta\gamma)_{11} + (\alpha\beta\gamma)_{211}$$
$$\log(m_{221}) = \mu + \alpha_2 + \beta_2 + \gamma_1 + (\alpha\beta)_{22} + (\alpha\gamma)_{21} + (\beta\gamma)_{21} + (\alpha\beta\gamma)_{221}$$

但是，實際用於分析時，

「在此許多的參數中，幾乎是設定成 0」。

實際上是像以下那樣，

$$\log(m_{111}) = \mu + \alpha_1 + \beta_1 + \gamma_1 + (\alpha\beta)_{11} + (\alpha\gamma)_{11} + (\beta\gamma)_{11} + (\alpha\beta\gamma)_{111} \tag{1}$$
$$\log(m_{112}) = \mu + \alpha_1 + \beta_1 + \quad (\alpha\beta)_{11} \tag{2}$$
$$\log(m_{121}) = \mu + \alpha_1 + \quad \gamma_1 + \quad (\alpha\gamma)_{11} \tag{3}$$
$$\log(m_{122}) = \mu + \alpha_1 \tag{4}$$
$$\log(m_{111}) = \mu + \quad \beta_1 + \gamma_1 + \quad (\beta\gamma)_{11} \tag{5}$$
$$\log(m_{212}) = \mu + \quad \beta_1 \tag{6}$$
$$\log(m_{221}) = \mu + \quad \gamma_1 \tag{7}$$
$$\log(m_{222}) = \mu \tag{8}$$

為了觀察 $(\beta\gamma)_{11}$，如下進行計算時

$$(5) - (6) \quad \log(m_{211}) - \log(m_{212}) = \gamma_1 + (\beta\gamma)_{11}$$
$$(7) - (8) \quad \log(m_{221}) - \log(m_{222}) = \gamma_1$$

如再進行計算（$(5) - (6)$）$-$（$(7) - (8)$）時，

$$\{\log(m_{211}) - \log(m_{212})\} - \{\log(m_{221}) - \log(m_{222})\} = (\beta\gamma)_{11}$$

右邊只出現 $(\beta\gamma)_{11}$ 了。

因此，利用對數的性質，

$$\log X - \log Y = \log \frac{X}{Y}$$

即可如下變形。

於是，2 次交互作用 $(\beta\gamma)_{11}$ 即成為

$$(\beta\gamma)_{11} = \log \frac{\left(\dfrac{m_{211}}{m_{212}}\right)}{\left(\dfrac{m_{221}}{m_{222}}\right)}$$

$$= \log \frac{\left(\text{抗憂劑 A 的相對有效率}\right)}{\left(\text{抗憂劑 B 的相對有效率}\right)}$$

此處，如將交互作用 $(\beta\gamma)_{11}$ 設成 0 時，

$$0 = \log \frac{\left(\text{抗憂劑 A 的相對有效率}\right)}{\left(\text{抗憂劑 B 的相對有效率}\right)}$$

$$1 = \log \frac{\left(\text{抗憂劑 A 的相對有效率}\right)}{\left(\text{抗憂劑 B 的相對有效率}\right)}$$

因此，變成了抗憂劑 A 的相對有效率＝抗憂劑 B 的相對有效率。

亦即，想比較抗憂劑 A 與抗憂劑 B 之有效性時，只要注意交互作用 $(\beta\gamma)_{11}$ 此項即可。

基於以上，以下的假設

假設 H_0：$(\beta\gamma)_{11} = 0$

如拒絕時，即可得出如下結論，即

「抗憂劑 A 的相對有效率與抗憂劑 B 的相對有效率是不同的」。

那麼，3 次的交互作用意指什麼呢？

如利用前面 (1) 到 (8) 時，

$$(\alpha\beta\gamma)_{111} = \log \frac{\left(\dfrac{\dfrac{m_{111}}{m_{112}}}{\dfrac{m_{121}}{m_{122}}}\right)}{\left(\dfrac{\dfrac{m_{211}}{m_{212}}}{\dfrac{m_{221}}{m_{222}}}\right)} \quad \begin{array}{l}((1)-(2))-((3)-(4)) \\[3em] ((5)-(6))-((7)-(8))\end{array}$$

試將此 3 次交互作用 $(\alpha\beta\gamma)_{111}$ 設為 0 看看。

$$\log \frac{\left(\dfrac{m_{111}}{m_{112}} \dfrac{m_{121}}{m_{122}}\right)}{\left(\dfrac{m_{211}}{m_{212}} \dfrac{m_{221}}{m_{222}}\right)} = 0$$

因為 log 1 = 0，所以

$$\frac{\left(\dfrac{m_{111}}{m_{112}} \dfrac{m_{121}}{m_{122}}\right)}{\left(\dfrac{m_{211}}{m_{212}} \dfrac{m_{221}}{m_{222}}\right)} = 1$$

將分母移項時，

$$\frac{m_{111}}{m_{112}} \frac{m_{121}}{m_{122}} = \frac{m_{211}}{m_{212}} \frac{m_{221}}{m_{222}}$$

左邊是層 1 之抗憂劑 A 與抗憂劑 B 的相對有效率之比。
右邊是層 2 之抗憂劑 A 與抗憂劑 B 的相對有效率之比。
因此，

$$(\alpha\beta\gamma)_{111} = 0$$

是指

$$\left[\begin{array}{c} \text{層 1 中抗憂劑 A 與} \\ \text{抗憂劑 B 之相對有效比} \end{array}\right] = \left[\begin{array}{c} \text{層 2 抗憂劑 A 與抗憂劑 B} \\ \text{之相對有效比} \end{array}\right]$$

亦即，意謂

$$\text{層 1 的 odds 比} = \text{層 2 的 odds 比}$$

在統計和機率理論中，一個事件或者一個陳述的勝算比（英語：Odds）是該事件發生和不發生的比率，又稱勝算；公式為 $\dfrac{p}{1-p}$ 是該事件或陳述的機率），勝算比其實是一種相對機率。一般來說，普通大眾不太使用發生比來描述機率。

勝算比可以用小數表示，也可以用比率表示。例如 0.25 或者 1：4。

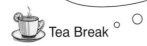

Tea Break

也就是說，如果 3 次交互作用存在時，由於

$$(\alpha\beta\gamma)_{111} \neq 0$$

所以

$$\left[\begin{array}{c}\text{層 1 中抗憂劑 A 與抗憂劑 B} \\ \text{之相對有效率之比}\end{array}\right] \neq \left[\begin{array}{c}\text{層 2 抗憂劑 A 與抗憂劑 B} \\ \text{之相對有效率之比}\end{array}\right]$$

此時，有效率之比因層而有不同，所以變成「按各層比較抗憂劑 A 與抗憂劑 B 之有效性」。

如果 3 次的交互作用不存在時，由於

$$(\alpha\beta\gamma)_{111} = 0$$

所以
層 1 中抗憂劑 A 與抗憂劑 B 的相對有效率之比與
層 2 中抗憂劑 A 與抗憂劑 B 的相對有效率之比
即變成了「具有相同的相對有效率」。
也就是說
比較層 2 中之抗憂劑 A 與抗憂劑 B 的相對有效率
即可比較
抗憂劑 A 與抗憂劑 B 的有效性。
將以上加以整理時：

■ 對數線性分析之步驟
步驟 1 進行 3 次的交互作用的檢定，

假設 $H_0：(\alpha\beta\gamma)_{111}$ 等於 = 0

如拒絕此假設 H_0 時，3 次的交互作用即存在，所以要按各層進行，

就層 1 比較抗憂劑 A，B

就層 2 比較抗憂劑 A，B。

此假設 H_0 未被拒絕時，稱為「3 次的交互作用不存在」。

亦即，當作「各層的相對有效率之比相同」，再進入到步驟 2。

步驟 2　檢定 2 次的交互作用。

假設 $H_0：(\beta\gamma)_{11} = 0$

如此假設 H_0 被拒絕時，結論即為

「抗憂劑 A，B 之間相對有效率是有差異」。

【數據輸入類型】

表 12.1.1 的數據如下輸入，患者人數需要加權。

	層	抗憂劑	效果	患者數	var	var
1	1	1	1	29		
2	1	1	2	11		
3	1	2	1	42		
4	1	2	2	18		
5	2	1	1	53		
6	2	1	2	24		
7	2	2	1	27		
8	2	2	2	32		
9						
10						
11						
12						

（註）層：阿茲海默症……1

　　　　血管型失智……2

　　抗憂劑：A…………1

　　　　　　B…………2

　　效果：有效…………1

　　　　無效…………2

■ 加權的步驟

步驟 1　點選資料 (D)，選擇加權觀察值 (W)。

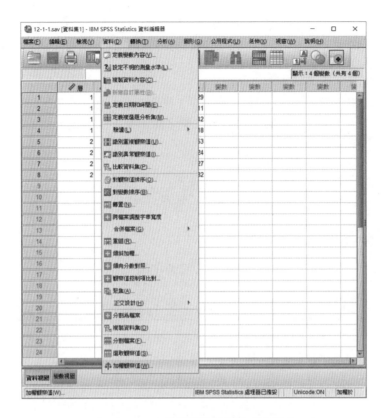

步驟 2　出現以下畫面時，選擇加權觀察值方式 (W)，將
　　　　　患者數投入到次數變數 (F) 中，按確定。

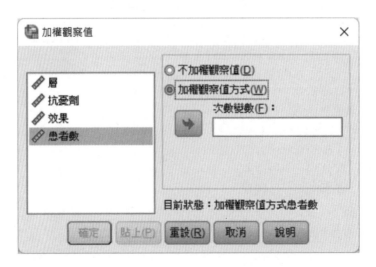

Note

12.3 對數線性分析的步驟

【統計處理的步驟】

步驟 1　數據的輸入結束時，點選分析 (A)，選擇對數線性 (O)。
從子清單選擇一般化 (G)。

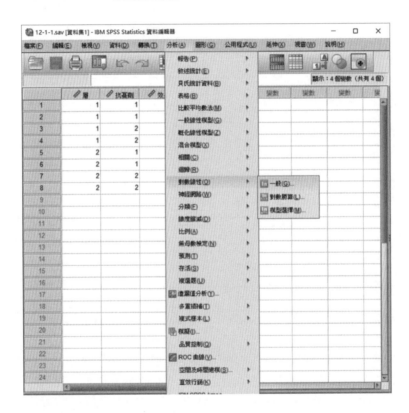

步驟 2　變成以下畫面時，將層、抗憂劑、效果移到因子 (F) 的方框中。接
著，按一下選項 (O)。

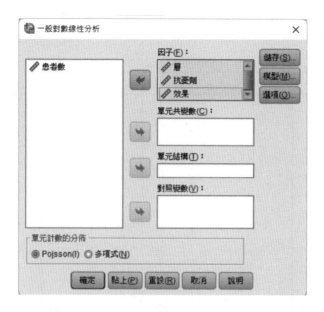

步驟 3　變成以下畫面時，勾選估計值 (E)。接者，按繼續。回到步驟 2 時，按確定。

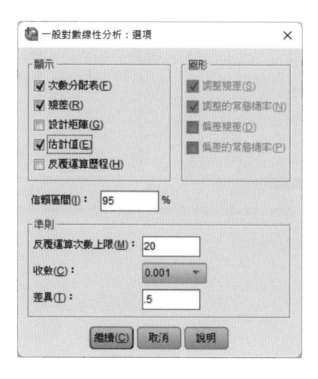

【SPSS 輸出 ・ 1】一線性分析

參數估計值[b,c]

參數	估計	標準 誤差	Z	Sig。	95% 信賴區間 下界	上界	
常數	3.481	.175	19.846	.000	3.137	3.825	
[層 = 1]	-.563	.291	-1.935	.053	-1.134	.007	←①
[層 = 2]	0[a]	.	.	.	.	.	
[抗憂劑 = 1]	-.283	.268	-1.056	.291	-.807	.242	←②
[抗憂劑 = 2]	0[a]	.	.	.	.	.	
[效果 = 1]	-.167	.259	-.645	.519	-.675	.341	←③
[效果 = 2]	0[a]	.	.	.	.	.	
[層 = 1] * [抗憂劑 = 1]	-.193	.461	-.418	.676	-1.097	.711	←④
[層 = 1] * [抗憂劑 = 2]	0[a]	.	.	.	.	.	
[層 = 2] * [抗憂劑 = 1]	0[a]	.	.	.	.	.	
[層 = 2] * [抗憂劑 = 2]	0[a]	.	.	.	.	.	
[層 = 1] * [效果 = 1]	.999	.380	2.626	.009	.253	1.744	←⑤
[層 = 1] * [效果 = 2]	0[a]	.	.	.	.	.	
[層 = 2] * [效果 = 1]	0[a]	.	.	.	.	.	
[層 = 2] * [效果 = 2]	0[a]	.	.	.	.	.	
[抗憂劑 = 1] * [效果 = 1]	.948	.356	2.664	.008	.251	1.646	←⑥
[抗憂劑 = 1] * [效果 = 2]	0[a]	.	.	.	.	.	
[抗憂劑 = 2] * [效果 = 1]	0[a]	.	.	.	.	.	
[抗憂劑 = 2] * [效果 = 2]	0[a]	.	.	.	.	.	
[層 = 1] * [抗憂劑 = 1] * [效果 = 1]	-.838	.570	-1.469	.142	-1.955	.280	←⑦
[層 = 1] * [抗憂劑 = 1] * [效果 = 2]	0[a]	.	.	.	.	.	
[層 = 1] * [抗憂劑 = 2] * [效果 = 1]	0[a]	.	.	.	.	.	
[層 = 1] * [抗憂劑 = 2] * [效果 = 2]	0[a]	.	.	.	.	.	
[層 = 2] * [抗憂劑 = 1] * [效果 = 1]	0[a]	.	.	.	.	.	
[層 = 2] * [抗憂劑 = 1] * [效果 = 1]	0[a]	.	.	.	.	.	
[層 = 2] * [抗憂劑 = 2] * [效果 = 1]	0[a]	.	.	.	.	.	
[層 = 2] * [抗憂劑 = 2] * [效果 = 1]	0[a]	.	.	.	.	.	

a. 這個參數多餘，因此設為零。

b. 模式：Poisson

c. 設計：常數＋層＋抗憂劑＋效果＋層 *抗憂劑＋層 *效果＋抗憂劑 *效果＋層 *抗憂劑 *效果

【輸出結果的判讀法 ·1】

調查對數線性分析模式

$$\log(m_{ijk}) = \mu + \alpha_i + \beta_j + \gamma_\alpha + (\alpha\beta)_{ij} + (\alpha\gamma)_{ik} + (\beta r)_{jk} + (\alpha\beta\gamma)_{ijk}$$ 的參數。

① 【層 =1】 ……α_i
② 【抗變劑 =1】 ……β_1
③ 【效果 =1】 ……γ_1
④ 【層 =1】*【抗變劑 =1】 ……$(\alpha\beta)_{11}$
⑤ 【層 =1】*【效果 =1】 ……$(\beta\gamma)_{11}$
⑥ 【抗變劑 =1】*【效果 =1】 ……$(\beta\gamma)_{11}$
⑦ 【層 =1】*【抗變劑 =1】*【效果 =1】 ……$(\alpha\beta\gamma)_{111}$

【SPSS 輸出 ·2】

```
Parameter Estimates


                                       Asymptotic 95% CI
Parameter   Estimate       SE    Z-value    Lower     Upper
      1       3.4812     .1754     19.85     3.14       3.83     ←⑭
      2       -.5635     .2912     -1.93    -1.13   7.359E-03
      3        .0000                                             ←⑬
      4       -.2826     .2676     -1.06     -.81        .24
      5        .0000
      6       -.1671     .2591      -.64     -.67        .34     ←⑫
      7        .0000
      8       -.1929     .4611      -.42    -1.10        .71     ←⑪
      9        .0000        .         .        .          .
     10        .0000        .         .        .          .
     11        .0000        .         .        .          .
     12        .9988     .3804      2.63      .25       1.74     ←⑩
     13        .0000        .         .        .          .
     14        .0000        .         .        .          .
     15        .0000        .         .        .          .
     16        .9481     .3559      2.66      .25       1.65     ←⑨
     17        .0000        .         .        .          .
     18        .0000        .         .        .          .
     19        .0000        .         .        .          .
     20       -.8378     .5702     -1.47    -1.96        .28     ←⑧
     21        .0000        .         .        .          .
     22        .0000        .         .        .          .
     23        .0000        .         .        .          .
     24        .0000        .         .        .          .
     25        .0000        .         .        .          .
     26        .0000        .         .        .          .
     27        .0000        .         .        .          .
```

【輸出結果的判讀法 ·2】

⑧ 檢定以下的 3 次交互作用。

假設 H_0：$(\alpha\beta\gamma)_{111} = 0$

如觀察 Asymptotic 95% CI（= 95% 信賴區間）時

$$-1.96 \leq (\alpha\beta\gamma)_{111} \leq 1.96$$

此信賴區間中包含 0，所以假設 H_0 無法被拒絕。

因此，似乎可以想成

「阿茲海默症的抗憂劑 A、B 的相對有效率之比與血管性失智的抗憂劑 A、B 的相對有效率之比相等」。

此事也可以說成

「阿茲海默症的 odds 之比與血管性失智的 odds 比相等」。

⑨ 進行以下的 2 次交互作用的檢定

假設 H_0：$(\alpha\beta\gamma)_{11} = 0$

如觀察 95% 信賴區間時，

$$0.25 \leq (\alpha\beta\gamma)_{11} \leq 1.65$$

此 95% 信賴區間不含 0，因之，並非是 $(\beta\gamma)_{11} = 0$，因此，假設 H_0 被拒絕。

亦即，得知

抗憂劑 A、B 的有效率有差異。

■ 對數線性分析之模式與變異數分析模式的差異

對數線性分析是針對以下數據類型，

表 12.3.1　對數線性分析的數據

	有效	無效
藥 A	m_{11}	m_{12}
藥 B	m_{21}	m_{22}

處理以下的模式。

$$\log(m_{ij}) = \mu + \alpha_i + \beta_j + (\alpha\beta)_{ij}$$

此時，可以變形成如下：

$$m_{ij} = \text{EXP}(\mu + \alpha_i + \beta_j + \alpha\beta_{ij})$$
$$= \text{EXP}(\mu) \times \text{EXP}(\alpha_i) \times \text{EXP}(\beta_j) \times \text{EXP}(\alpha\beta)_{ij}$$

所以對數線性模式即為「乘法模式」。

變異數分析的數據類型，即為如下：

因子 A	因子 B	數據
A_1	B_1	X_{111}　X_{112}
	B_2	X_{121}　X_{122}
A_2	B_1	X_{211}　X_{212}
	B_2	X_{221}　X_{222}

此時，變異數分析的模式是

$$x_{ijk} = \mu + \alpha_i + \beta_j + \underline{(\alpha\beta)_{ij}} + \varepsilon_{ijk}$$

因子 A 與因子 B 的交互作用

因之，變異數分析是「加法模式」。

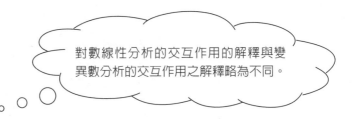

對數線性分析的交互作用的解釋與變異數分析的交互作用之解釋略為不同。

Tea Break

Note

_____

_____

_____

_____

_____

_____

_____

_____

_____

_____

_____

_____

_____

_____

_____

_____

_____

_____

第 13 章
Poisson迴歸分析

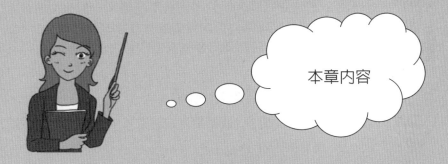

本章內容

13.1 Poisson迴歸分析簡介

在醫學、公共衛生及流行病學研究領域中，除了常用羅吉斯（logistic regression）及線性迴歸（linear regression）模型外，卜瓦松迴歸（Poisson regression）模型也常應用在各類計數資料（count data）的模型建立上，例如估計疾病死亡率或發生率、細菌或病毒的菌落數及了解與其他相關危險因子之間的關係等，然而這些模型都是廣義線性模式（generalized linear models）的特殊情形。

本文章將介紹如何使用卜瓦松迴歸模型來建立危險因子與疾病發生率的關係。

假設隨機變數 Y 為特定區間發生的案例數，其機率分配服從參數為 μ 的卜瓦松分配，其中 μ 為特定區間內平均發生案例數且同時為卜瓦松分配的平均數和變異數，今我們想針對此平均發生案例數利用解釋變數 X 來建立以下迴歸模型：

$$g(\mu) = \alpha + \beta x$$

此處 g 為連結（link）函數，一般使用自然對數，則可寫為以下模型

$$\log(\mu) = \alpha + \beta x$$

不過，經常在實際模型使用上發生案例數是指在某段時間（天數、年或人 - 年 person-year），因此我們想針對發生率 p 來建立與解釋變數 X 的模型。舉例來說，假設台灣女性乳癌年發生率（incidencerate, p）為每十萬人有 34 人〔0.34/1000〕，現有一追蹤研究調查 5000 位女性，4 年間總共觀察人 - 年 (N) 為 20,000，研究期間發現有 2 位乳癌案例，則期望發生乳癌案例（μ）為

$$\mu = Np = 20,000[0.34/1000] = 13.8$$

假設今有 k 個危險因子 $(X_1, X_2, \cdots, X_k)$，利用卜瓦松迴歸模型可建立與發生率（$p_i = \dfrac{n_i}{N_i}$）的關係如下：

$$\log(n_i) = \log(N_i) + \log(p_i)$$

通常我們稱 $\log(N_i)$ 為平移調整項（offset）。所以發生率的對數函數為危險因子的線性迴歸模型，表示為

$$\log(p_i) = \beta_0 + \beta_1 x_{i1} + \beta_2 x_{i2} + \cdots + \beta_k x_{ik}$$

取指數函數後可得

$$p_i = \exp(\beta_0 + \beta_1 x_{i1} + \beta_2 x_{i2} + \cdots + \beta_k x_{ik})$$

假設 X_1 為二元變數代表抽菸情形（0 和 1），當其他因子維持相同情形下，在卜瓦松迴歸模型可得發生率比值（Incidence Rate Ratio, IRR）為

$$IRR(1 \text{ vs } 0) = \frac{\exp(\beta_0 + \beta_1 1 + \beta_2 x_2 + \beta_k x_k)}{\exp(\beta_0 + \beta_1 0 + \beta_2 x_2 + \beta_k x_k)} = \exp(\beta_1)$$

以上的迴歸模型之平移調整項為一固定常數，不隨著其他因子變動，換句話說在各暴露因子下的觀察人 - 年是相同的，但在實際觀察資料可能是會根據某些組別下（如年齡）計算人 - 年資料（L_i），假設 s 個彼此獨立的年齡分群，每個年齡群的暴露因子為 $X_i = (x_{i1}, x_{i2}, \cdots, x_{ip})$，假設每組觀察的案例數為 n_i，總觀察人時為，則可以廣義線性模式來配適此資料，通常寫為

$$\log(n_i) = \log(N_i) + \beta_0 + \beta_1 x_{i1} + \beta_2 x_{i2} + \cdots + \beta_k x_{ik}, i = 1, 2, \cdots, s$$

以下我們用一筆實際資料和 SPSS 分析結果來進行卜瓦松迴歸分析。

下表為一筆有關 1969-1971 美國男性皮膚癌（melanoma）資料，研究中調查二個地區（Northern and Southern）及六個年齡層的男性新發的皮膚癌案例（n_{hi}），其中 Total（N_{hi}）為各分群中風險（hazard）人數（或人 - 年），研究目的想知道是否不同的年齡層及地區會影響皮膚癌的發生率（n_{hi} /N_{hi}），$h = 1, 2$，$i = 1, 2, \cdots, 6$。

表 13.1.1　New Melanoma casee among white males:1969-1971

地區	年齡組	案例數	總觀察人時數	發生率
Northern	<35	61	2880262	0.00002118
Northern	35-44	76	564535	0.00013462
Northern	45-54	98	592983	0.00016527
Northern	55-64	104	450740	0.00023073
Northern	65-74	63	270908	0.00023255
Northern	>75	80	161850	0.00049428
Southern	<35	64	1074246	0.00005958
Southern	35-44	75	220407	0.00034028
Southern	45-54	68	198119	0.00034323
Southern	55-64	63	134084	0.00046985
Southern	65-74	45	70708	0.00063642
Southern	>75	27	34233	0.00078871

參考文獻：Stokes, M.E., Davis, C.S., & Koch, G.G. (1995). Categorical data analysis using the SAS System.Cary, NC: SAS Institute, Inc.

　　我們利用 SPSS 統計分析軟體來進行卜瓦松迴歸模型分析，首先將以上資料輸入並計算各分群平移調整項（offset），因爲卜瓦松迴歸模型爲廣義線性模型的一種，我們可以廣義線性模型來進行分析。

〔資料輸入型式〕

資料視圖

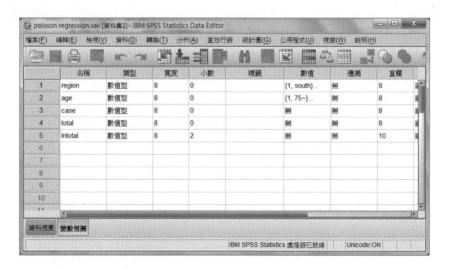

變數視圖

Note

13.2　Poisson迴歸分析的步驟

1. 統計處理的步驟

步驟 1　　先對地區與組變數設定標籤如下。

數值標籤(V)	X
數值標籤(V)	
數值(L)：	拼字(S)...
標籤(L)：	
新增(A)　變更(C)　移除(R)	1 = "south"　2 = "north"
	確定　取消　說明

數值標籤(V)	X
數值標籤(V)	
數值(L)：	拼字(S)...
標籤(L)：	
新增(A)　變更(C)　移除(R)	1 = "75~"　2 = "65-74"　3 = "55-64"　4 = "45-54"　5 = "35-44"
	確定　取消　說明

步驟 2　從轉換選擇計算變數。

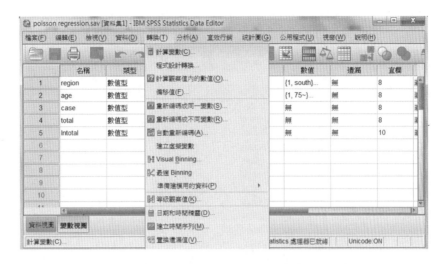

步驟 3　目標變數輸入 lntotal，數值表示式為 LN（total）後按確定。

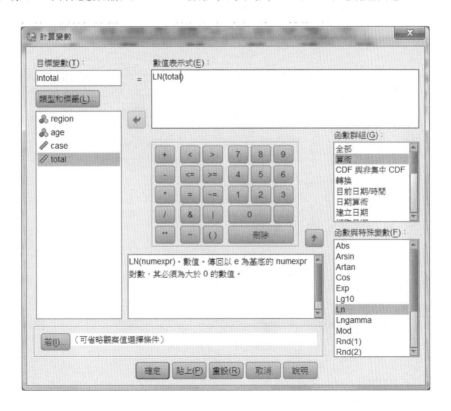

步驟 4　得出輸出如下。

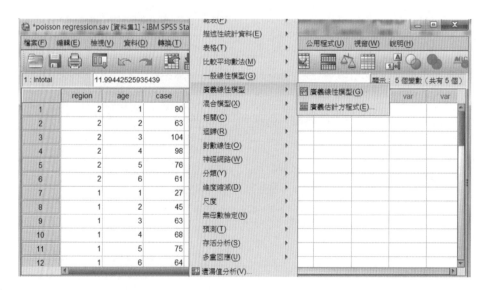

步驟 5　從分析中選擇廣義線性模型 (G)。

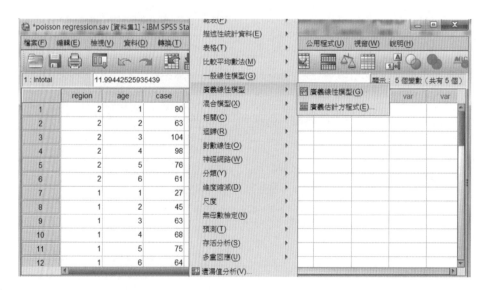

步驟 6　模型類型選擇 Poisson 對數線性。

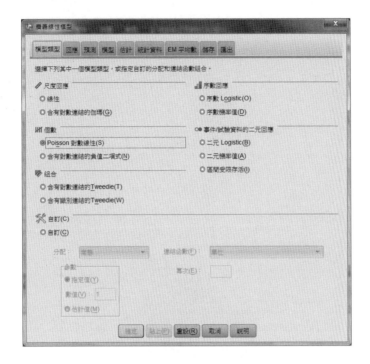

步驟 7　於回應中將 case 移入因變數中。

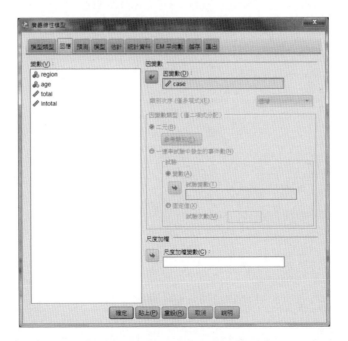

步驟 8　將 region 與 age 移入因素中，將 lntotal 移入偏移變數中。

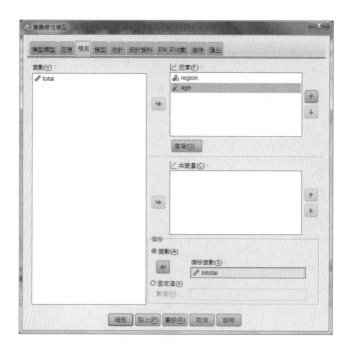

步驟 9　將 region 與 age 移入模型中。

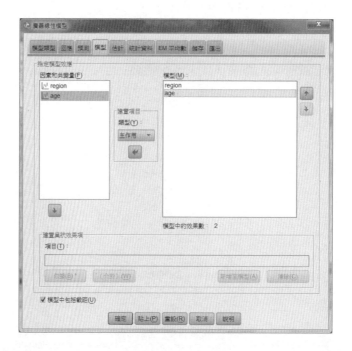

步驟 10　於估計中，參數估計方法選擇 Fisher，尺度參數方法選擇皮爾森卡方。

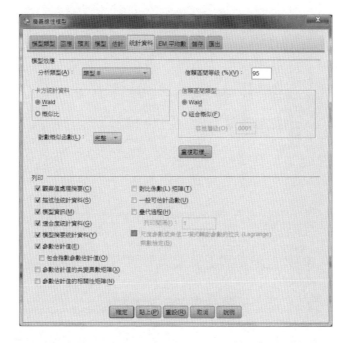

步驟 11　統計資料如預設。

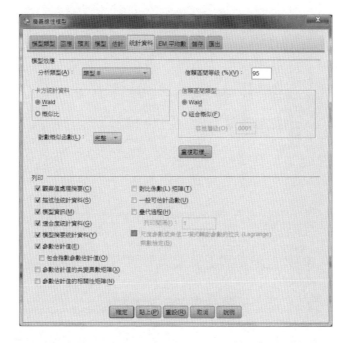

步驟 12 於 EM 平均數中將 region 與 age 移入顯示平均數中。

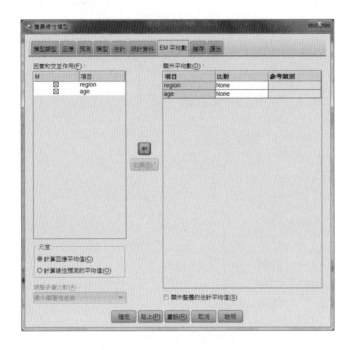

步驟 13 於儲存中如下勾選。

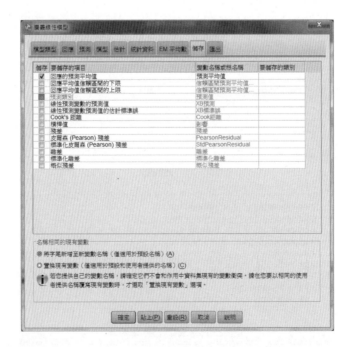

步驟 14　於匯出中視需要勾選，此處不勾選。最後按確定。

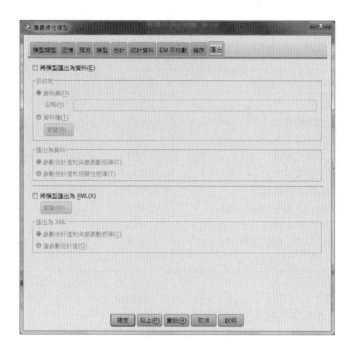

〔**SPSS 輸出 · 1**〕

模型資訊

因變數	case
機率分佈	Poisson 機率分配
連結函數	對數
偏移變數	lntotal

觀察值處理摘要

	N	百分比
已併入	12	100.0%
已排除	0	0.0%
總計	12	100.0%

此表顯示機率分配為 Poisson，連結函數為對數。偏移變數（offset）為 lntotal。在模型中我們考慮以 LOG 為連結函數及 LOG（N_{hi}）為平移調整項的卜瓦松迴歸模型。

適合度 [a]

	數值	df	值 /df
離差	6.215	5	1.243
比例離差	5.082	5	
皮爾森（Pearson）卡方	6.115	5	1.223
比例皮爾森（Pearson）卡方	5.000	5	
對數概似 [b,c]	-39.220		
調整的對數概似 [d]	-32.068		
Akaike 資訊準則（AIC）	92.440		
最終樣本修正 AIC（AICC）	120.440		
Bayesian 資訊準則（BIC）	95.834		
一致 AIC（CAIC）	102.834		

因變數：case
模型：（截距），region, age，偏移 = lntotal
a. 資訊準則為越小越好格式。
b. 即會顯示完整對數概似函數，並用於計算資訊準則中。
c. 對數概似是根據固定為 1 的尺度參數。
d. 調整的對數概似是根據預估尺度參數，並在模型固定
　　Omnibus 檢定中使用。

在表中首先針對模型適合度檢定，由於 Deviance 及 Pearson Chi-Square 的 Value/DF 值皆很靠近 1.00，所以可得知模型對於此筆資料有很高的配適度。

Omnibus 檢定 [a]

概似比卡方	df	顯著性
727.384	6	.000

因變數：case
模型：（截距），region, age，偏移 = lntotal
a. 根據僅含截距模型比較適用的模型。

　　模式係數的「Omnibus 檢定」裡，模式的卡方值為 727.384，顯著性
p<0.05，表示本模式所選取的自變項能有效的聯合影響依變項。

參數評估

參數	B	平均數的錯誤	95% Wald 信賴區間		假設檢定		
			下限	上限	Wald 方卡	df	顯著性
（截距）	-10.658	.1053	-10.665	-10.452	10252.032	1	.000
[region=1]	.819	.0785	.666	.973	108.840	1	.000
[region=2]	0ᵃ	.	.	.	.	.	.
[age=1]	2.945	.1460	2.658	3.231	406.615	1	.000
[age=2]	2.366	.1454	2.081	2.651	264.561	1	.000
[age=3]	2.242	.1309	1.985	2.498	293.444	1	.000
[age=4]	1.913	.1310	1.656	2.170	213.327	1	.000
[age=5]	1.797	.1337	1.535	2.059	180.635	1	.000
[age=6]	0ᵃ	.	.	.	.	.	.
（尺度）	1.223ᵇ						

因變數：^1
模型：[%1:, case:
a. 設為零，因為此參數是冗餘的。
b. 根據皮爾森（Pearson）卡方計算。

　　上表為模型參數的估計及檢定，由表中可知年齡層及地區對於皮膚癌的發
生率皆有顯著影響，而且隨著年齡增加發生率也隨之遞增，45-54 歲相對於
35 歲以下男性的 IRR 為

$$IRR = e^{1.9131} = 13.744$$

南部地區比北部地區有較高發生率，其中

$$IRR = e^{0.8195} = 2.269$$

從地區的成對比較可知，兩地區間有顯著差異。

成對比較

(I) region	(J) region	平均差異 (I-J)	平均數的錯誤	df	顯著性	95% Wald 差異的信賴區間	
						下限	上限
south	north	.00ᵃ	.000	1	.000	.00	.00
north	south	.00ᵃ	.000	1	.000	.00	.00

預估邊緣平均數的配對比較根據因變數 case 的原始尺度。
a. 平均值差異在 .05 層級顯著。

　　從年齡的成對比較中得知，35-44 歲與 45-54 歲之間以及 65-74 歲與 55-64 歲之間無顯著差異外，其餘均有顯著差異。

成對比較

(I) age	(J) age	平均差異（I-J）	平均數的錯誤	df	顯著性	95% Wald 差異的信賴區間	
						下限	上限
75~	65-74	.00[a]	.000	1	.000	.00	.00
	55-64	.00[a]	.000	1	.000	.00	.00
	45-54	.00[a]	.000	1	.000	.00	.00
	35-44	.00[a]	.000	1	.000	.00	.00
	~35	.00[a]	.000	1	.000	.00	.00
65-74	75~	.00[a]	.000	1	.000	.00	.00
	55-64	.00	.000	1	.372	.00	.00
	45-54	.00[a]	.000	1	.002	.00	.00
	35-44	.00[a]	.000	1	.000	.00	.00
	~35	.00[a]	.000	1	.000	.00	.00
55-64	75~	.00[a]	.000	1	.000	.00	.00
	65-74	.00	.000	1	.372	.00	.00
	45-54	.00[a]	.000	1	.008	.00	.00
	35-44	.00[a]	.000	1	.001	.00	.00
	~35	.00[a]	.000	1	.000	.00	.00
45-54	75~	.00[a]	.000	1	.000	.00	.00
	65-74	.00[a]	.000	1	.002	.00	.00
	55-64	.00[a]	.000	1	.008	.00	.00
	35-44	.00	.000	1	.352	.00	.00
	~35	.00[a]	.000	1	.000	.00	.00

(I) age	(J) age	平均差異（I-J）	平均數的錯誤	df	顯著性	95% Wald 差異的信賴區間	
						下限	上限
35-44	75~	.00ᵃ	.000	1	.000	.00	.00
	65-74	.00ᵃ	.000	1	.000	.00	.00
	55-64	.00ᵃ	.000	1	.001	.00	.00
	45-54	.00	.000	1	.352	.00	.00
	~35	.00ᵃ	.000	1	.000	.00	.00
~35	75~	.00ᵃ	.000	1	.000	.00	.00
	65-74	.00ᵃ	.000	1	.000	.00	.00
	55-64	.00ᵃ	.000	1	.000	.00	.00
	45-54	.00ᵃ	.000	1	.000	.00	.00
	35-44	.00ᵃ	.000	1	.000	.00	.00

預估邊緣平均數的配對比較根據因變數 case 的原始尺度。

a. 平均值差異在 .05 層級顯著。

Note

第 14 章
Logit對數線性分析

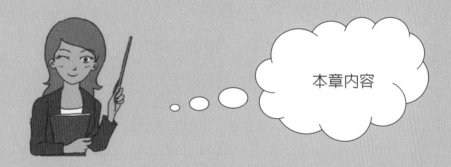

本章內容

14.0 前言

使用表 14.1 的數據，利用 SPSS 進行對數線性分析看看。

以下數據是佛州汽車事故的報告。此數據與對數線性分析中所使用者相同。在進行 Logit 對數線性分析之前，請稍微閱讀第 5 章的對數線性分析。

想知道的事情是？

未使用安全帶的致命傷比例，與使用安全帶的相比，有多少的差異呢？

但是，Logit 對數線性模式是形成如下的型式：

$$\log(\frac{m_{ij}}{m_{ik}}) = \lambda + \delta_i$$

表 14.0.1　汽車事故與安全帶

損傷程度 安全帶使用	致命傷	輕傷
未使用	1601	162527
使用	510	412368

【數據輸入的類型】

此數據的輸入，需要多加注意！！死傷數的地方不要忘了數據 (D) →加權觀察值 (W)。

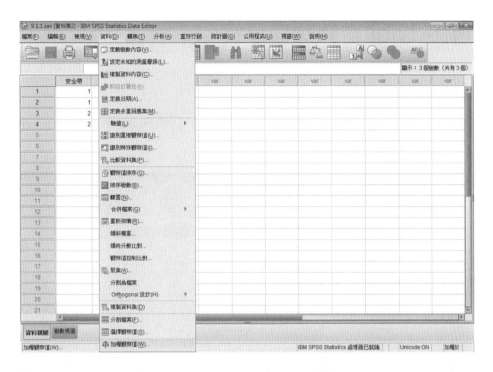

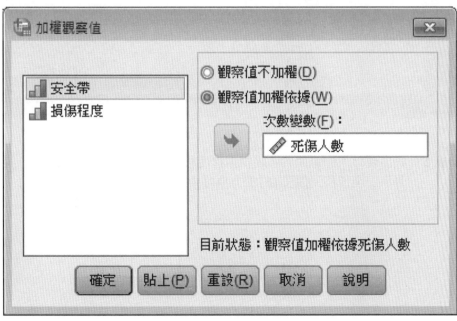

14.1 Logit對數線性分析

【統計處理的步驟】

步驟 1　以滑鼠點選分析 (A)，按一下清單中的對數線性 (O)，再按一下子
清單中的 Logit 分析 (L)。

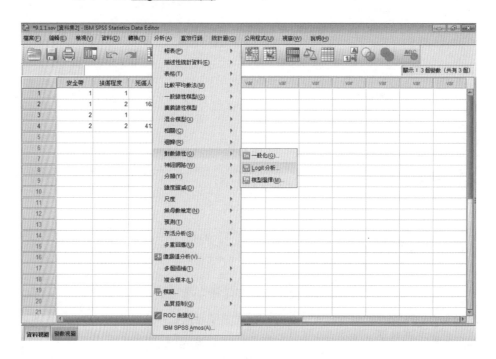

步驟 2　如出現以下的畫面時，將損傷程度移到因變數 (D) 的方框之中，接
著將安全帶移到因子 (F) 的方框之中。點選選項 (O)。

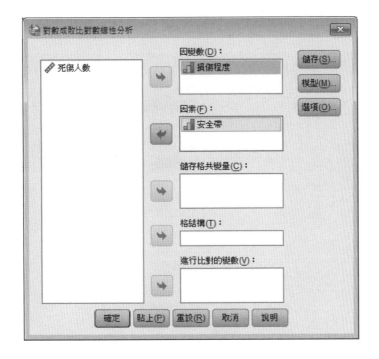

步驟 3　在選項之中勾選次數 (F) 和估計值 (E)，接著，繼續。

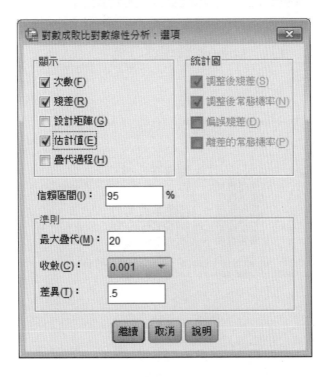

步驟4 如回到以下的畫面時，按 確定 鈕。

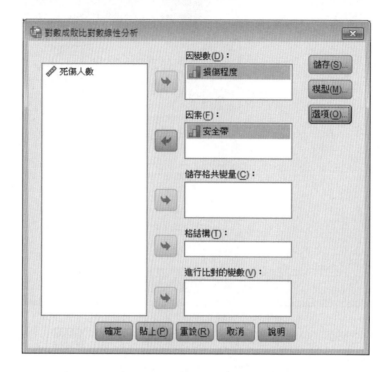

【SPSS 輸出・1】—Logit 對數現性分析

```
- - - - - - - - - - - - - - - - - - - - - - - - - - - - - - - - - - - -

Correspondence Between Parameters and Terms of the Design

Parameter   Aliased  Term

    1                 Constant for [安全帶 = 1]
    2                 Constant for [安全帶 = 2]
    3                 [損傷程度 = 1]                          ←①
    4         x       [損傷程度 = 2]
    5                 [損傷程度 = 1]*[安全帶 = 1]
    6         x       [損傷程度 = 1]*[安全帶 = 2]
    7         x       [損傷程度 = 2]*[安全帶 = 1]
    8         x       [損傷程度 = 2]*[安全帶 = 2]

Note: 'x' indicates an aliased (or a redundant) parameter.
      These parameters are set to zero.
```

【輸出結果的判讀方法・1】

← ① Logit 對數模式變成如下。

$$\begin{cases} \log(\dfrac{m_{11}}{m_{12}}) = \lambda + \delta_1 \\[2mm] \log(\dfrac{m_{21}}{m_{22}}) = \lambda + \delta_2 \end{cases}$$

事實上，Logit 對數線性模式，與以下的對數現性模式相同。

$$\begin{cases} \text{Log}(m_{11}) = \alpha_1 + \beta_1 + \gamma_{11} \\ \text{Log}(m_{12}) = \alpha_1 + \beta_2 + \gamma_{12} \\ \text{Log}(m_{21}) = \alpha_2 + \beta_1 + \gamma_{21} \\ \text{Log}(m_{22}) = \alpha_2 + \beta_2 + \gamma_{22} \end{cases}$$

亦即，變成

$$\begin{cases} \log(\dfrac{m_{11}}{m_{12}}) = \log(m_{11}) - \log(m_{12}) = (\beta_1 - \beta_2) + (\gamma_{11} - \gamma_{12}) \\[2mm] \log(\dfrac{m_{21}}{m_{22}}) = \log(m_{21}) - \log(m_{22}) = (\beta_1 - \beta_2) + (\gamma_{21} - \gamma_{22}) \end{cases}$$

因之形成如下的對應，

$$\lambda = \beta_1 - \beta_2 , \quad \delta_1 = \gamma_{11} - \gamma_{12} \quad \delta_2 = \gamma_{21} - \gamma_{22}$$

因此，Logit 對數線性分析對應第 5 章的〔輸出結果的判讀方法・1〕的 μ 的對數線性模式

$$\mu + \alpha_1 \longrightarrow \alpha_1$$

$$\mu + \alpha_2 \longrightarrow \alpha_2$$

相對應，因之只要估計以下 4 個參數就夠了。

1	2	3	4	5	6	7	8
α_1	α_2	β_1	β_2	γ_{11}	γ_{12}	γ_{21}	γ_{22}

【SPSS 輸出‧2】─Logit 對數線性分析

參數評估 [c,d]

參數		估計	標準錯誤	z	顯著性	95% 信賴區間	
						下限	上限
常數	[安全帶 =1]	11.999[a]					
	[安全帶 =2]	12.930[a]					
[損傷程度 =1]		-6.694	.044	-151.194	.000	-6.781	-6.608
[損傷程度 =2]		0[b]	.	.	.	.	.
[損傷程度 =1]*	[安全帶 =1]	2.074	.051	40.753	.000	1.975	2.174
[損傷程度 =1]*	[安全帶 =2]	0[b]	.	.	.	.	.
[損傷程度 =2]*	[安全帶 =1]	0[b]	.	.	.	.	.
[損傷程度 =2]*	[安全帶 =2]	0[b]	.	.	.	.	.

a. 在多項式使用時，常數不是參數。因此，沒有計算它們的標準誤。
b. 此參數設為零，因為這是冗餘的。
c. 模型：多項式對數。
d. 設計：Constant+ 損傷程度 + 損傷程度 * 安全帶。

【輸出結果的判讀方法‧2】

← ② + ③求 4 個參數的估計值與 95% 信賴區間。

$\alpha_1 = 11.999$

$\alpha_2 = 12.930$

$\beta_1 = -14.694$ $-6.78 \leq \beta_1 \leq -6.61$

$\beta_2 = 0$

$\gamma_{11} = 2.074$ $1.97 \leq \gamma_{11} \leq 2.17$

$\gamma_{12} = 0$

$\gamma_{21} = 0$

$\gamma_{22} = 0$

因此，Logit 對數線性模式為

$\lambda = \beta_1 - \beta_2 = -14.694 - 0 = -14.694$

$\delta_1 = \gamma_{11} - \gamma_{12} = 2.074 - 0 = 2.074$

$\delta_2 = \gamma_{21} - \gamma_{22} = 0 - 0 = 0$

想知道的結果是使用全帶與未使用安全帶時之致命傷的資訊，所以注意 δ_1 與 δ_2 之值。

$\delta_1 = 2.074$ $\delta_2 = 0$

未使用安全帶時的致命傷的對數 odds 是使用安全帶時的 2.0744 倍。

如換成 odds 來說時，未使用安全帶時的 odds，是使用安全帶時的 odds 的 7.9649 倍。

$\log(\text{odds}) = 2.074 \rightarrow \text{odds} = e^{2.0744} = 7.9649$

（註）odds 比是表示 2 個事件的關連強度。

$0 < \text{odds}$ 比 < 1，當 odds 比 $= 1$ 時，2 個事件無關連。

$$odds = \frac{p}{1-p} \text{，} odds\text{比} = \frac{\dfrac{p_1}{1-p_1}}{\dfrac{p_2}{1-p_2}}$$

	發生	不發生
A	p_1	$1-p_1$
B	p_2	$1-p_2$

【SPSS 輸出・3】—Logit 對數線性分析

分散情形的分析 [a,b]

	熵	濃度	df
模型	1020.525	17.055	1
殘差	12936.392	4191.484	577006
總計	13956.917	4208.539	577007

a. 模型：多項式對數

b. 設計：Constant+ 損傷程度 + 損傷程度 * 安全帶

關聯的測量 a,b

熵	.073
濃度	.004

← ④

a. 模型：多項式對
   數
b. 設計：Constant+
   損傷程度 + 損傷
   程度 * 安全帶

【輸出結果的判讀方法・3】

← ④ Entropy 與集中係數（=concentration）

$$0.0731 = \frac{1020.5246}{13956.9163}$$

$$0.0041 = \frac{17.0550}{4208.5391}$$

均是求出在依變數的總變動（Total）之中，可利用模式加以說明的部分比率。此值愈接近 1，模式的適配可以認為愈好。像本例不一定能如此斷言。

第 15 章
生命表

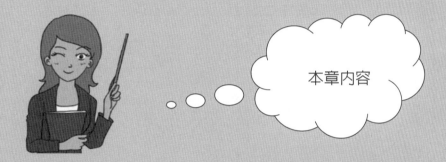

本章內容

15.0 前言

生命表是人口統計學中一個非常有用的工具，它通常被用於模擬某一人口從出生到死亡的過程。因可根據它計算人口的平均預期壽命，在中文裡有人稱其為壽命表。

以下的表稱為生命表，參考自日本厚生勞動省平成 30 年（2018 年）所提共的統計表，網址如下：

http;//www.mhlw.go.jp/toukei/saikin/hw/life/life18/index.html

表 15.1 簡易生命表（女性）

年齡	死亡率	生存數	死亡數	定常人口		平均餘命
X	$_nq_x$	I_x	$_nd_x$	$_nL_x$	T_x	$\dot{e}_x$
						⋮
0（年）	0.00181	100 000	181	99 861	8 731 703	87.32
1	0.00027	99 819	27	99 804	8 631 842	86.47
2	0.00019	99 792	19	99 783	8 532 038	85.50
3	0.00012	99 773	12	99 767	8 432 255	84.51
4	0.00009	99 761	9	99 757	8 332 488	83.52
						⋮
54	0.00196	97 476	191	97 382	3 372 343	34.60
55	0.00209	97 285	204	97 185	3 274 961	33.66
56	0.00223	97 082	217	96 975	3 177 776	32.73
57	0.00239	96 865	232	96 751	3 080 802	31.81
58	0.00257	96 633	248	96 511	2 984 051	30.88
59	0.00276	96 385	266	96 257	2 887 540	29.96
						⋮
97	0.22676	16 986	3 852	15 017	51 302	3.02
88	0.25157	13 135	3 304	11 435	36 285	2.76
99	0.27762	9 830	2 279	8 418	24 850	2.53
100	0.30491	7 101	2 165	5 973	16 432	2.31
						⋮

0 歲的女性可存活至 87.32 歲。

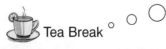

Tea Break

Note

15.1 生命表諸函數的定義

1. **死亡率**（$_nq_x$）：剛好滿 x 歲的人卻未能達到 $x + n$ 歲即死亡的機率，稱爲在 x 歲以上 $x + n$ 歲未滿的死亡率，將此以 $_nq_x$ 表示，特別是將（$_1q_x$ 稱爲在 x 歲中的死亡率，將此以 q_x 表示。

2. **存活數**（L_x）：生命表上一定的出生數 L_0（簡易生命表中通常基數是 100,000 人），如想成死亡的減少是依從上述的死亡率時，被期待能存活至 x 歲的人數，稱爲在 x 歲中存活數，將此以 L_x 表示。又存活數也稱爲生存數。

3. **死亡數**（$_nd_x$）：在 x 歲中存活數爲 L_x，而在未滿 $x + n$ 歲即死亡的人數，稱爲 x 歲以上、$x + n$ 歲未滿的死亡數，將此以 $_nd_x$ 表示，特別 $_1d_x$ 是稱爲在 x 歲中的死亡數，將此以 d_x 表示。

4. **定常人口**（$_nL_x$ 及 T_x）：針對 x 歲中的存活數，這些人從 x 歲到 $x + n$ 歲之間存活的平均歲數之和，稱爲 x 歲以上 $x + n$ 歲未滿中的定常人口，將此以 $_nL_x$ 表示。亦即，經常是一定的出生，假定這些人依從上述的死亡率死亡時，經過一定期間後，可得出具有一定年齡結構的人口群體，而此相當於群體的 x 歲以上 $x + n$ 歲未滿的人口。特別是將 $_1L_x$ 稱爲 x 歲中的定常人口，將此以 L_x 表示。另外，對於 x 歲中的存活數 L_x，這些人到 x 歲以後即死亡，之間存活的平均年數之和稱爲 x 歲以上的定常人口，將此以 T_x 表示。亦即，相當於上述的人口群體的 x 歲以上的人口。$_nL_x$ 及 T_x 可利用下式來設定。

$$_nL_x = \int_x^{x+n} L_t \, dt \ , \ T_x = \int_x^{\infty} L_t \, dt$$

5. **平均餘命**（$\dot{e}_x$）：就 x 歲中的存活數來說，這些人在 x 歲以後平均可存活的年數，將此 $\dot{e}_x$ 以表示。X 歲中的平均餘命利用下式設定。

$$\dot{e}_x = \frac{T_x}{L_x}$$

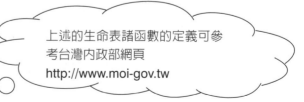

上述的生命表諸函數的定義可參考台灣內政部網頁
http://www.moi-gov.tw

Tea Break

Note

15.2 生命表的簡易解說

- **死亡率** q_x：X 歲的人未滿 $x + 1$ 歲可能死亡的機率表示，使用此死亡率可以製作生命表。

> 例　$q_{55} = 0.00209$，此表示 55 歲的人至 56 歲會死亡的機率為 0.00209。

- **存活數** L_x：出生者 10 萬人依從死亡率 q_x 時，存活達到 x 歲的期望值以 L_x 表示，當然 $L_0 = 10$ 萬人。

> 例　$L_{55} = 97285$ 人，此值可如下求出。
> 存活至 54 歲的人有 $L_{54} = 97476$，此 54 歲存活至 55 歲即死亡的機率 $q_{54} = 0.00196$，所以 $L_{55} = L_{54} \times (1 - q_{54}) = 97476 \times (1 - 0.00196) = 97284.9 \cong 97285$

- **死亡數** d_x：在 x 歲人之中至 $x + 1$ 歲死亡時人數的期望值以 d_x 表示。

> **例 1**　$d_0 = 181$，此值以如下求之。
> 0 歲的人是 10 萬人，至 1 歲時即死亡的機率為
> $q_0 = 0.0081$，所以
> $d_0 = L_0 \times q_0 = 100000 \times 0.00181 = 181$

> **例 2**　承存活數的例子 $d_{55} = L_{55} \times q_{55} = 97285 \times 0.00209 = 203.3$

- **平均餘命** $\dot{e}_x$：定常人口數 T_x 以存活數所得者以 $\dot{e}_x$ 表示。

> 例　$\dot{e}_{55} = \dfrac{T_{55}}{L_{55}} = \dfrac{3274961}{97285} = 33.66$

定常人口 $_1L_x$，定常人口總數 T_x 觀察下圖就會很清楚。

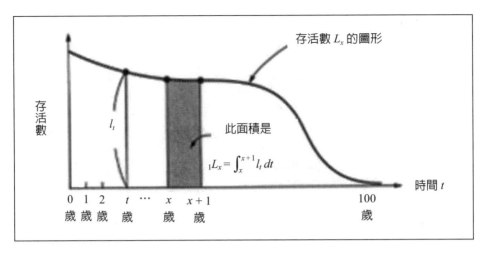

圖 15.1 定常人口

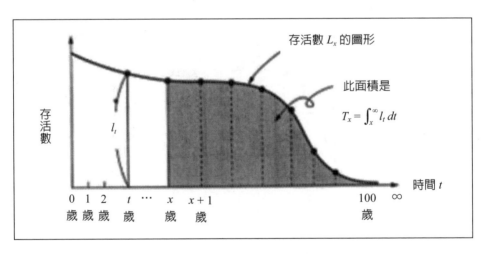

圖 15.2 定常人口總數

譬如，$_1L_{55}$ 與 T_{97} 即為

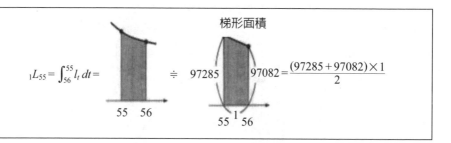

$$T_{97} = \int_{97}^{\infty} l_t\, dt = \int_{97}^{98} l_t\, dt + \int_{98}^{99} l_t\, dt + \int_{99}^{100} l_t\, dt + \int_{100}^{101} l_t\, dt + \int_{101}^{\infty} l_t\, dt$$

$$= {}_1L_{97} + {}_1L_{98} + {}_1L_{99} + {}_1L_{100} + \cdots$$

$$= 15017 + 11435 + 8418 + 5973 + \cdots$$

Note

15.3 例題與練習

例題 15.1

試從以下的男性生命表計算存活數、死亡數、平均餘命。

表 15.2.2　簡易生命表（男性）

年齡	死亡率	生存數	死亡數	定常人口		平均餘命
X	$_nq_x$	L_x	$_nd_x$	$_nL_x$	T_x	$\dot{e}_x$
						$\vdots$
0（年）	0.00196	100 000	196	99 846	8 125 281	81.25
1	0.00025	99 804	25	99 792	8 025 435	80.41
2	0.00019	99 779	19	99 770	7 925 644	79.43
3	0.00014	99 760	14	99 753	7 825 874	78.45
4	0.00011	99 746	11	99 740	7 726 121	77.46
5	0.00010	99 735	10	99 730	7 626 381	76.47
6	0.00008	99 725	8	99 721	7 526 654	75.47
7	0.00007	99 717	7	99 713	7 426 930	74.48
8	0.00007	99 710	7	99 707	7 327 217	73.49
9	0.00007	99 703	6	99 700	7 227 510	72.49
10	0.00007	99 697	7	99 693	7 127 810	71.49
11	0.00008	99 690	8	99 686	7 028 116	70.50
12	0.00009	99 682	9	99 678	6 928 430	69.51
13	0.00011	99 673	11	99 667	6 828 753	68.51
14	0.00014	99 661	14	99 655	6 729 085	67.52
15	0.00016	99 648	16	99 640	6 629 431	66.53
16	0.00020	99 631	20	99 622	6 529 791	65.54
17	0.00024	99 612	24	99 600	6 430 169	64.55
18	0.00029	99 588	29	99 574	6 330 569	63.57
19	0.00035	99 558	35	99 541	6 230 996	62.59
20	0.00040	99 524	40	99 504	6 131 454	61.61
21	0.00044	99 483	44	99 462	6 031 950	60.63
22	0.00047	99 439	47	99 416	5 932 489	59.66
23	0.00049	99 393	48	99 368	5 833 072	58.69
24	0.00049	99 344	49	99 320	5 733 704	57.72
25	0.00049	99 295	49	99 271	5 634 384	56.74
26	0.00049	99 246	49	99 222	5 535 113	55.77
27	0.00050	99 198	49	99 173	5 435 891	54.80
28	0.00051	99 148	51	99 123	5 336 718	53.83
29	0.00053	99 098	52	99 072	5 237 595	52.85

步驟 1 計算存活數 L_{20} 之值時

$$L_{20} = L_{19} \times (1 - q_{19})$$
$$= 99558 \times (1 - 0.00035)$$
$$= 99523.154$$

步驟 2 計算死亡數 d_{20} 時

$$d_{20} = L_{20} \times q_{20}$$
$$= 99524 \times 0.00040$$
$$= 39.809$$

步驟 3 計算 $_1L_{20}$ 之值時（梯形面積）

$$_1L_{20} = \frac{(L_{20} + L_{21}) \times 1}{2} = \frac{(L_{20} + L_{21})}{2}$$
$$= \frac{99524 + 99483}{2} = 99503.5 \cong 99504$$

步驟 4 計算定常人口總數之值時

$$T_{20} = {}_1L_{20} + {}_1L_{21} + {}_1L_{22} + {}_1L_{23} + \cdots$$
$$= {}_1L_{20} + T_{21}$$
$$= 99504 + 6031950 = 6131474$$

步驟 5 計算平均餘命時

$$\dot{e}_x = \frac{T_{20}}{L_{20}} = \frac{6131474}{99524} = 61.61$$

例題 **15.2**

試從以下的女性生命表中計算存活數；死亡率；平均餘命。

表 15.3　簡易生命表（女性）

年齡	死亡率	生存數	死亡數	定常人口		平均餘命
X	$_nq_x$	L_x	$_nd_x$	$_nL_x$	T_x	$\dot{e}_x$
						$\vdots$
65	0.00434	94 466	410	94 264	2 314 585	24.50
66	0.00477	94 056	448	93 836	2 220 321	23.61
67	0.00529	93 608	495	93 365	2 126 485	22.72
68	0.00589	93 113	548	92 844	2 033 120	21.83
69	0.00651	92 565	603	92 268	1 940 277	20.96
70	0.00711	91 962	654	91 640	1 848 009	20.10
71	0.00772	91 308	705	90 960	1 756 369	19.24
72	0.00841	90 603	762	90 227	1 665 409	18.38

年齡	死亡率	生存數	死亡數	定常人口		平均餘命
X	$_nq_x$	L_x	$_nd_x$	$_nL_x$	T_x	$\dot{e}_x$
73	0.00929	89 841	835	89 430	1 575 181	17.53
74	0.01042	89 066	927	88 551	1 485 751	16.69
75	0.01175	88 079	1 035	87 571	1 397 200	15.86
76	0.01320	87 044	1 149	86 479	1 309 630	15.05
77	0.01491	85 895	1 281	85 266	1 223 150	14.24
78	0.01702	84 614	1 440	83 908	1 137 884	13.45
79	0.01953	83 174	1 625	82 378	1 053 975	12.67
80	0.02244	81 549	1 830	80 652	971 597	11.91
81	0.02574	79 720	2 052	78 713	890 945	11.18
82	0.02960	77 668	2 299	76 540	812 232	10.46
83	0.03420	75 369	2 578	74 105	735 692	9.76
84	0.03975	72 791	2 894	71 372	661 587	9.09

可參例題 15.2 求出以下空格內的數值。

步驟 1 試求存活數 L_{75} 之值。
$$L_{75} = L_{74} \times (1 - q_{74})$$
$$= \boxed{(1)} \times (1 - \boxed{(2)}) = \boxed{(3)}$$

步驟 2 試求死亡數 d_{75} 之值。
$$d_{75} = L_{75} \times q_{75}$$
$$= \boxed{(4)} \times \boxed{(5)} = \boxed{(6)}$$

步驟 3 試求 $_1L_{75}$ 之值。
$$_1L_{75} = \frac{L_{75} + L_{76}}{2} = \frac{\boxed{(7)} + \boxed{(8)}}{2} = \boxed{(9)}$$

步驟 4 試求 T_{75} 之值。
$$T_{75} = {_1L_{75}} + T_{76} = \boxed{(10)} + \boxed{(11)} = \boxed{(12)}$$

步驟 5 試求平均餘命。
$$\dot{e}_{75} = \frac{T_{75}}{L_{75}} = \frac{\boxed{(13)}}{\boxed{(14)}} = \boxed{(15)}$$

Ans：(1) 89.066，(2) 0.01042，(3) 88137，(4) 88137，(5) 0.01175，(6) 1541.3，
(7) 88137，(8) 87044，(9) 9.87591，(10) 87591，(11) 1309630，(12) 1397221，
(13) 1397221，(14) 88137，(15) 15.8526

第 16 章
風險比與勝算比的求法

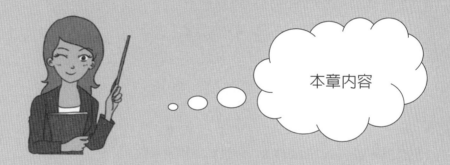

本章內容

16.1 風險比是什麼？

表 16.1.1　風險比的交叉累計表

	有糖尿病的人	無糖尿病的人	合計
要因 A	a	b	a + b
要因 B	c	d	C + d

此時，在要因 A 中，糖尿病的發病率 p 此即爲

$$p = \frac{a}{a+b}$$

在要因 B 中，糖尿病的發病率 q 此即爲

$$q = \frac{c}{c+b}$$

兩者之比

$$RR = \frac{p}{q} = \frac{\dfrac{a}{a+b}}{\dfrac{c}{c+b}}$$

稱爲風險比（risk ratio: RR），也稱爲相對風險。

風險比的例子，以如下抽菸與肺癌的數據來考察。

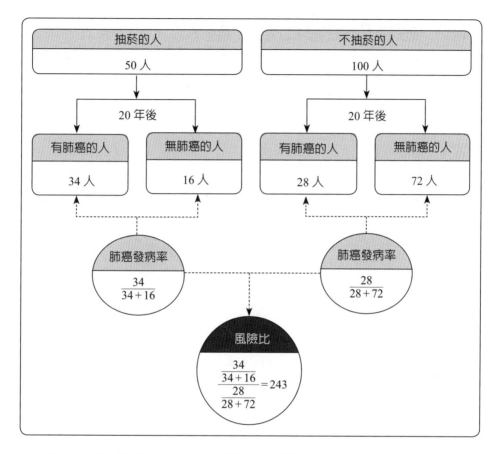

抽菸的人與不抽菸的人相比，得肺癌的風險是 2.43 倍。

16.2 勝算與勝算比是什麼？

事件 A 發生的機率設為 p，未發生的機率設為 q，所謂勝算（odds）是

$$勝算 = \frac{事件\,A\,發生的機率}{事件\,A\,未發生的機率} = \frac{p}{1-p}$$

■ 勝算 1 是指什麼

設勝算為 1 的情形。

$$勝算 = \frac{p}{1-p} = 1$$

將之變形，

$$P = 1 - p$$
$$2p = 1$$
$$P = \frac{1}{2}$$

因之，事件 A 的發生機率 $p = \frac{1}{2}$，未發生機率 $(1-p) = \frac{1}{2}$。

勝算 1 是說事件 A 發生之機率與事件 A 不發生之機率相同。

■ 勝算比的定義

2 個事件設為事件 A 與事件 B 時，勝算比的定義即為如下：

	發生機率	未發生機率
事件 A	p	$1-p$
事件 B	q	$1-q$

$$
\begin{aligned}
勝算比 &= \frac{\dfrac{事件\,A\,發生的機率}{事件\,A\,未發生的機率}}{\dfrac{事件\,B\,發生的機率}{事件\,B\,未發生的機率}} \\[2mm]
&= \frac{\dfrac{p}{1-p}}{\dfrac{q}{1-q}} \\[2mm]
&= \frac{p \times (1-q)}{(1-p) \times q}
\end{aligned}
$$

　　勝算比（odds ratio）的表現有兩種，其一為二項分配是 2 個，另一為四項分配是 1 個。

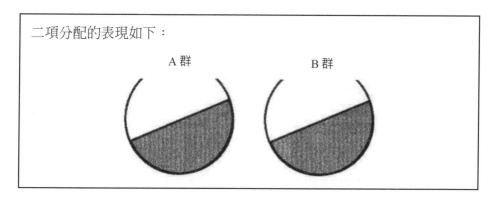

二項分配的表現如下：

A 群　　　　　　　　B 群

四項分配的表現如下：

$A \cap B$	$A \cap \overline{B}$
$\overline{A} \cap B$	$\overline{A} \cap \overline{B}$

■ **勝算比為 1 是指什麼**
將勝算比設為 1。

$$勝算比 = \frac{\dfrac{p}{1-p}}{\dfrac{q}{1-q}} = 1$$

將此式變形時，

$$\frac{p}{1-p} = \frac{q}{1-q}$$

$$p \times (1-q) = q \times (1-p)$$

$$p - pq = q - qp$$

$$p = q$$

換言之，勝算比 1 是指
「事件 A 發生之機率＝事件 B 發生之機率」。

- **勝算比小於 1**
  譬如，喝紅酒的人比不喝紅酒的人，胃潰瘍的風險低。
- **勝算比大於 1**
  譬如抽菸比不抽菸，肺癌的風險高。

■ 勝算比的檢定與 2 個母體差之檢定
  因此檢定
　　假設 H_0：勝算比 = 1
  與檢定
　　假設 H_0：2 個比率 p, q 相等
  是相同的。

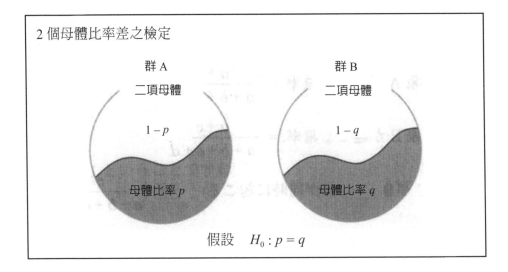

2 個母體比率差之檢定

群 A　　　　　　　　　　群 B

二項母體　　　　　　　　二項母體

$1 - p$　　　　　　　　　$1 - q$

母體比率 p　　　　　　　母體比率 q

假設　　$H_0 : p = q$

■ 勝算比的另一呈現

表 16.2.2　事件 A 與事件 B 的次數

	事件 B 發生的次數	事件 B 不發生的次數
事件 A 發生的次數	a	b
事件 A 不發生的次數	c	d

$P(A), P(B), P(A \cap B)$ 如下定義：

$P(A)$：事件 A 發生的機率 $= \dfrac{a+b}{a+b+c+d}$

$P(B)$：事件 B 發生的機率 $= \dfrac{a+c}{a+b+c+d}$

$P(A \cap B)$：事件 A 與事件 B 同時發生之機率 $= \dfrac{a}{a+b+c+d}$

當事件 A 與事件 B 獨立時，以下等式成立。

$$P(A \cap B) = P(A) \times P(B)$$

換言之，即為

$$\frac{a}{a+b+c+d} = \frac{a+b}{a+b+c+d} \times \frac{a+c}{a+b+c+d}$$

將此式變形時，

$a \times (a + b + c + d) = (a + b) \times (a + c)$

$a^2 + ab + ac + ad = a^2 + ac + ab + bc$

$ad = bc$

$\dfrac{ad}{bc} = 1$

這是什麼呢？

此即為勝算比是 1。

■ 勝算比的檢定與獨立性檢定

因此，檢定

假設 H_0：勝算比 = 1

與檢定

假設 H_0：2 個事件 A，B 是獨立的

是相同的。

16.3 世代研究與病例對照研究

■ 容易明白的世代研究（前瞻性研究）

針對 2 個（或以上）具有相似特徵的群體（cohorts）所進行的研究。其中一群人是暴露於某種危險因子（risk factor）或患有特殊病況，另一群則沒有，在後續研究中追蹤紀錄兩群體的變化與差異。

以下的數據是針對不愛運動的 100 人與喜愛運動的 100 人，追蹤調查 10 年間的結果。

表 16.3.1　運動與糖尿病的關係

	有糖尿病的人	無糖尿病的人
喜愛運動	35	65
不愛運動	16	84

此數據有趣的地方在於

- 喜愛運動的人，有糖尿病的比率

$$\frac{35}{35+65} = 0.35$$

- 不愛運動的，有糖尿病的比率

$$\frac{16}{16+84} = 0.16$$

因此，此數據的情形，以下的風險比得知為

$$風險比 = \frac{\dfrac{35}{35+65}}{\dfrac{16}{16+84}} = \frac{0.35}{0.16} = 2.188$$

此風險比 2.188 是指不愛運動的人比喜愛運動的人得糖尿病的風險是 2.188 倍。

■ 容易明白的病例對照研究（回溯性研究）

這是一種以果查因的研究法，是在疾病發生之後追溯假定的病因因素，即是以某種要研究的疾病出發，去探討可能的病因，在時間上是回溯性的，所以又稱為回溯性研究（retrospective study）。

以下的數據是針對有糖尿病的 51 人與無糖尿病的 149 人調查是否喜愛運動的結果。

表 16.3.2　糖尿病與運動的關係

	有糖尿病的人	無糖尿病的人
不愛運動	35	65
喜愛運動	16	84

此數據有趣的地方在於

- 有糖尿病的人之中，不愛運動與喜愛運動的比例是

$$\frac{\dfrac{35}{35+16}}{\dfrac{16}{35+16}} = \frac{35}{16}$$

- 無糖尿病的人之中，不愛運動與喜愛運動的比例是

$$\frac{\dfrac{65}{65+84}}{\dfrac{84}{65+84}} = \frac{65}{84}$$

因此，此數據的情形，以下的勝算比是

$$勝算比 = \frac{\dfrac{35}{16}}{\dfrac{65}{84}} = \frac{35 \times 84}{16 \times 65} = 2.827$$

此勝算比是 2.827，不愛運動的人比喜愛運動的人，得糖尿病的風險較高。

16.4 例題與練習

■ 風險比

例題 16.1

以下的數據是針對常喝酒的人與不喝酒的人，追蹤調查 10 年間的結果。試求風險比。

表 16.3.3　酒與肝硬化的關係

	看得出肝硬化	看不出肝硬化
常喝酒	25	2764
不喝酒	8	1226

解

$$風險比 = \frac{\dfrac{25}{25+2764}}{\dfrac{8}{8+1226}} = 1.38$$

練習 16.1

以下的數據是針對被認定動脈硬化與不被認定動脈硬化的人，追蹤調查 10 年間的結果，試求風險比。

表 16.3.4　動脈硬化與糖尿病之關係

	有糖尿病的人	無糖尿病的人
認定是肝硬化	38	9
不認定是肝硬化	16	77

解

$$風險比 = \frac{\dfrac{\boxed{(1)}}{\boxed{(2)}+\boxed{(3)}}}{\dfrac{\boxed{(4)}}{\boxed{(5)}+\boxed{(6)}}} = \boxed{(7)}$$

Ans：(1) 38，(2) 38，(3) 9，(4) 16，(5) 16，(6) 77，(7) 1.9206

■ 勝算比

例題 16.2

　　以下的數據是針對喜愛甜食與不愛甜食的人，調查血糖值是否高的結果，試求勝算比。

表 16.3.5　甜食與血糖值的關係

	血糖值高	血糖值正常
喜愛甜食	43	39
不愛甜食	4	54

解

$$勝算比 = \frac{43 \times 54}{39 \times 4} = 14.88$$

練習 16.2

　　以下的數據試調查在糖尿病患者中動脈硬化性疾病的合併頻率。試求勝算比。

表 16.3.6　性別與糖尿病的合併症的關係

	冠狀動脈	腦血管性
女性	26	37
男性	17	25

解

$$勝算比 = \frac{\boxed{(1)} \times \boxed{(2)}}{\boxed{(3)} \times \boxed{(4)}} = \boxed{(5)}$$

Ans：(1) 26，(2) 25，(3) 37，(4) 17，(5) 1.034

■ 勝算比的檢定

例題 16.3

　　以下的數據試針對有糖尿病的人與無糖尿病的人，調查是否喜愛運動的結果。

表 16.3.7　運動與糖尿病的關係

	糖尿病	無糖尿病	合計
不愛運動	35	65	100
喜愛運動	16	84	100
合計	51	149	200

步驟 1　建立假設
　　　　　假設 H_0：勝算比 = 1

步驟 2　利用 Excel 計算統計量

$$檢定統計量 = \frac{200 \times (35 \times 84 - 65 \times 16)^2}{51 \times 149 \times 100 \times 100} = 9.501$$

步驟 3　利用 Excel 求顯著機率
　　　　　CHISQ.INV.RT(9.501, 1) = 0.002

步驟 4　顯著性 0.002 小於顯著水準 0.05
　　　　　因之，在顯著水準 5% 下，拒絕假設 H_0。
　　　　　得知，勝算比並非 1。

練習 16.3

　　以下的數據試調查糖尿病患者中動脈硬化性疾病的合併頻率，檢定勝算比是否 1。

表 16.3.8　性別與糖尿病的合併症之關係

	冠狀動脈	腦血管性	合計
女性	36	42	78
男性	17	27	44
合計	53	69	122

步驟 1　建立假設
　　　　　假設 H_0：勝算比 = 1

步驟 2　利用 Excel 計算檢定統計量

$$檢定統計量 = \frac{\boxed{(1)} \times (\boxed{(2)} \times \boxed{(3)} - \boxed{(4)} \times \boxed{(5)})^2}{\boxed{(6)} \times \boxed{(7)} \times \boxed{(8)} \times \boxed{(9)}}$$

$$= \boxed{(10)}$$

步驟 3　利用 Excel 求顯著機率

CHISQ.INV.RT((11) , 1) = (12)

步驟 4　顯著機率 (13) (14) 顯著水準 0.05

因之，在顯著水準 5% 下，假設 H_0 是被 (15)

因此，勝算比是 (16) 。

Ans：(1) 122，(2) 36，(3) 27，(4) 42，(5) 17，(6) 53，(7) 69，(8) 78，(9) 44，
(10) 0.6470，(11) 0.6470，(12) 0.20，(13) 0.20，(14) ≧，(15) 接受，(16) 可能是
1

參考文獻

1. 石村貞夫，「多變量解析淺說」，東京圖書，1987 年
2. 石村貞夫，「統計解析淺說」，東京圖書，1989 年
3. 石村貞夫，「變異數分析淺說」，東京圖書，1992 年
4. 石村貞夫，「利用 SPSS 的變異數分析與多重比較的步驟」，東京圖書，1997 年
5. 石村貞夫，「利用 SPSS 的多變量數據分析的步驟」，東京圖書，1998 年
6. 石村貞夫，「利用 SPSS 的時系列分析的步驟」，東京圖書，1999 年
7. 石村貞夫，「利用 SPSS 的統計處理的步驟」，東京圖書，2001 年
8. 石村貞夫，「利用 SPSS 的類別分析的步驟」，東京圖書，2001 年
9. 田部井明美，「利用共變異數構造分析（AMOS）的資料處理」，東京圖書，2001 年
10. 石村貞夫，「利用 SPSS 的醫學、齒學、藥學的統計分析」，東京圖書，2006 年
11. 石村貞夫，「利用 SPSS 的臨床心理、精神醫學的統計處理」，東京圖書，2006 年
12. 石村貞夫，「利用 SPSS 的建築設計、福祉心理的統計處理」，東京圖書，2005 年
13. 蔡政安，中國醫藥大學，生物統計中心，2010
14. Spss Inc., "Spss Base for Windows User's Guid", Spss Inc. 1997
15. James L. Arbucke & Werner Wothke,「Amos 4.0 User's Guide」, Small Waters Corporation, 1999

國家圖書館出版品預行編目(CIP)資料

圖解醫務統計分析／陳耀茂著.--初版.--臺北
市:五南圖書出版股份有限公司,2024.04
面;公分
ISBN 978-626-393-131-2(平裝)

1.CST: 醫院行政管理 2.CST: 統計分析

419.2   113002358

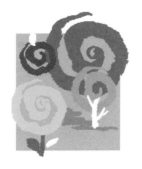

5BL1

圖解醫務統計分析

作　　　者 ― 陳耀茂(270)

發 行 人 ― 楊榮川

總 經 理 ― 楊士清

總 編 輯 ― 楊秀麗

副總編輯 ― 王正華

責任編輯 ― 金明芬

封面設計 ― 封怡彤

出 版 者 ― 五南圖書出版股份有限公司

地　　　址:106台北市大安區和平東路二段339號4樓

電　　　話:(02)2705-5066　傳　　　真:(02)2706-6100

網　　　址:https://www.wunan.com.tw

電子郵件:wunan@wunan.com.tw

劃撥帳號:01068953

戶　　　名:五南圖書出版股份有限公司

法律顧問　林勝安律師

出版日期　2024年4月初版一刷

定　　　價　新臺幣400元

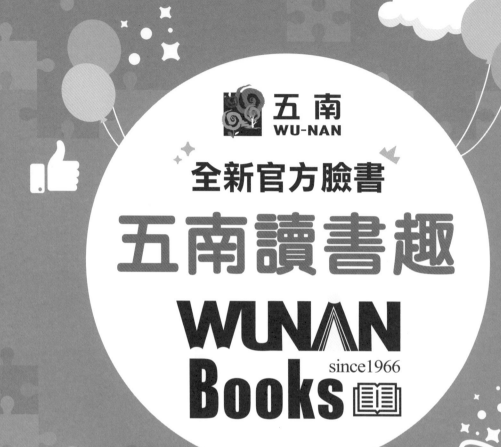

經典永恆・名著常在

五十週年的獻禮——經典名著文庫

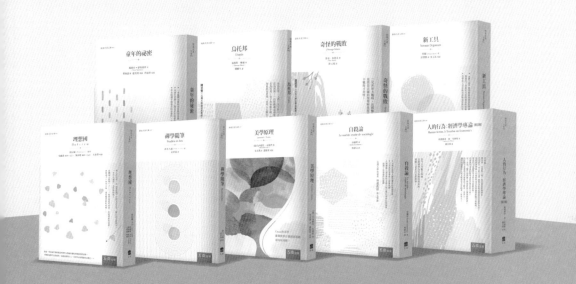

五南，五十年了，半個世紀，人生旅程的一大半，走過來了。
思索著，邁向百年的未來歷程，能為知識界、文化學術界作些什麼？
在速食文化的生態下，有什麼值得讓人雋永品味的？

歷代經典・當今名著，經過時間的洗禮，千錘百鍊，流傳至今，光芒耀人；
不僅使我們能領悟前人的智慧，同時也增深加廣我們思考的深度與視野。
我們決心投入巨資，有計畫的系統梳選，成立「經典名著文庫」，
希望收入古今中外思想性的、充滿睿智與獨見的經典、名著。
這是一項理想性的、永續性的巨大出版工程。
不在意讀者的眾寡，只考慮它的學術價值，力求完整展現先哲思想的軌跡；
為知識界開啟一片智慧之窗，營造一座百花綻放的世界文明公園，
任君遨遊、取菁吸蜜、嘉惠學子！